U0218537

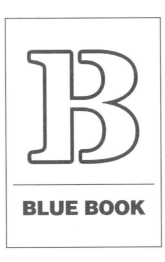

BLUE BOOK

智 库 成 果 出 版 与 传 播 平 台

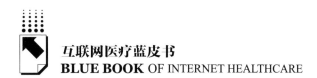

互联网医疗蓝皮书

BLUE BOOK OF INTERNET HEALTHCARE

中国互联网医疗发展报告（2020~2021）

ANNUAL REPORT ON CHINA'S INTERNET HEALTHCARE DEVELOPMENT
(2020-2021)

大数据与健康医疗

主　编／毛振华

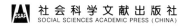

社会科学文献出版社

SOCIAL SCIENCES ACADEMIC PRESS (CHINA)

图书在版编目（CIP）数据

中国互联网医疗发展报告. 2020－2021：大数据与健康医疗/毛振华主编. －－北京：社会科学文献出版社，2021.7

（互联网医疗蓝皮书）

ISBN 978－7－5201－8656－8

Ⅰ.①中… Ⅱ.①毛… Ⅲ.①互联网络－应用－医疗保健事业－研究报告－中国－2020－2021 Ⅳ.①R199.2－39

中国版本图书馆 CIP 数据核字（2021）第 138371 号

互联网医疗蓝皮书

中国互联网医疗发展报告（2020~2021）
——大数据与健康医疗

主　　编／毛振华

出 版 人／王利民
组稿编辑／恽　薇
责任编辑／高　雁
文稿编辑／刘　燕　李惠惠　李小琪　王　娇

出　　版／社会科学文献出版社·经济与管理分社 （010）59367226
　　　　　　地址：北京市北三环中路甲 29 号院华龙大厦　邮编：100029
　　　　　　网址：www.ssap.com.cn
发　　行／市场营销中心（010）59367081　59367083
印　　装／天津千鹤文化传播有限公司

规　　格／开 本：787mm×1092mm　1/16
　　　　　　印 张：14.25　字 数：213 千字
版　　次／2021 年 7 月第 1 版　2021 年 7 月第 1 次印刷
书　　号／ISBN 978－7－5201－8656－8
定　　价／158.00 元

本书如有印装质量问题，请与读者服务中心（010－59367028）联系

编　委　会

北大资源大健康战略研究院
北京中医在线教育中心
湖北省楚天云有限公司

主要编撰者简介

  毛振华 中诚信集团董事长、创始人，中国人民大学经济研究所所长、武汉大学董辅礽经济社会发展研究院院长。主要从事宏观经济、资本市场、信用评级理论和健康经济学等研究，著有《双底线思维：中国宏观经济政策的实践和探索》《企业扩张与融资》《十年宏观，十年政策，十年理论："中国宏观经济论坛"十周年》《资本化企业制度论》《信用评级前沿理论与实践》等，主持编撰中国首部《健康经济学》教科书。

摘　要

2020 年初新冠肺炎疫情暴发，互联网医疗行业迅速响应，在减少接触、减少线下门诊机构压力、线上解决慢病管理、心理疏导等方面发挥了重要作用。受近年来互联网医疗行业参与者的用户教育及疫情的影响，广大用户开始接受和适应线上健康医疗服务，用户使用习惯正逐渐形成。月活用户逐渐提升，线上医疗已经成为重要的医疗服务形态。

整个行业在疫情暴发后迎来了快速发展的战略机遇期，国家出台了多项政策鼓励互联网医疗的发展，且涉及线上复诊医保结算、处方流转等敏感区域，互联网医疗正迎来新的发展机遇。进入下半年国内疫情基本控制。互联网医疗受到了资本市场的青睐，融资规模创历史新高。在一个年度内，发生 5 起超 20 亿元的融资案例，这也是历史年份中的第一次。头部企业整体在商业模式上开始打通"医、药、险"生态闭环发展，垂直细分领域的公司在扎根主业的基础上也开始向全能型方向拓展。头部企业业务从单一生态节点或细分领域逐步扩张到更多链条，存在并购整合需求。以大数据、人工智能为主的技术开始助力监管，在医保控费、分级诊疗、远程医疗中试点应用。互联网医院迎来新一轮建设热潮，开始成为健康医疗行业的数字基础设施。

受疫情影响，人们对于健康医疗的需求和期望也开始逐渐发生变化。用户对疗效、体验和医疗服务的质量都提出了更高的标准，对互联网医疗服务提出了更高的要求。底层技术的进步和应用将继续推动

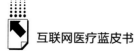

健康医疗行业的供给侧改革,互联网诊疗鼓励政策将进一步深化,医保的严格控费将促使健康险和健康预防管理市场加速发展。

疫情暴发后,"互联网+"展现了其在新场景下有效缓解医疗资源供给压力、满足医疗服务新需求的能力。在医疗资源供需矛盾、传统医疗服务供给体系和大众医疗服务需求发生转变的背景下,我们相信由"互联网+"赋能,以"健康管理"为中心的医疗体系和相关"互联网+"产业必将快速发展,解决价值链环节中的痛点,提高行业整体效率。

关键词: 互联网医疗　医保　供给侧改革　大数据

目 录

I 总报告

II 政策与市场篇

III 互联网医疗与疫情防控篇

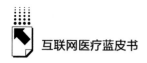
Ⅳ　行业应用篇

皮书数据库阅读**使用指南**

总 报 告

General Report

B.1

2020年互联网医疗与健康医疗大数据
行业发展报告

毛振华

摘　要： 2020年互联网医疗在抗击新冠肺炎疫情中得到快速发展。政策上线上医保结算取得突破，资本市场活跃。各细分领域开始集成，向全能方向发展。疫情防控常态化时期，需求的变化对互联网医疗服务提出了更高的要求，技术进步将继续推动健康医疗行业的供给侧改革，医保的严格控费将促使健康险和健康预防管理市场加速发展。

关键词： 互联网医疗　大数据　供给侧改革

　　2020年，突如其来的新冠肺炎疫情，打乱了所有人的生活。面

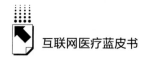

对前所未知、来势汹汹的疫情，中国果断打响疫情防控阻击战。中央政府本着把人民生命安全和身体健康放在第一位的原则，以坚定果敢的勇气和决心，采取最全面最严格最彻底的防控措施，有效阻断病毒传播链条。其中，互联网医疗行业发挥了重要作用。

互联网医疗的在线问诊、医药电商等服务，在减少接触、减少线下门诊机构压力等多方面发挥了重要作用。而国家也在疫情暴发后，出台了多项政策鼓励互联网医疗的发展，且涉及线上复诊医保结算、处方流转等敏感区域，互联网医疗正迎来新的发展机遇。

同时，受近年来互联网医疗行业参与者的用户教育及新冠肺炎疫情的影响，广大用户开始接受和适应线上健康医疗服务，用户使用习惯正逐渐形成。月活用户逐渐提升，线上医疗已经成为重要的医疗服务形态。

一 2020年互联网医疗行业总体发展情况

（一）新冠肺炎疫情加速了互联网医疗行业发展

1. 互联网医疗在抗击新冠肺炎疫情中的应用

2020年1月，新冠肺炎疫情暴发，在党中央的统一指挥领导下，全国各地区积极应对，采取了一系列必要的防疫管控举措。14亿多中国人民坚韧奉献、团结协作，构筑起同心战疫的坚固防线，在多方的共同努力下，国内新冠肺炎疫情得到有效控制。

根据公开资料不完全统计，在2020年2月，全国超过10家互联网医疗平台推出在线问诊专栏，200多家公立医院开展新冠肺炎免费互联网诊疗或线上咨询。阿里健康在线义诊平台上线4天内，访问量达到160万人次；2020年1月中下旬至2月10日，平安好医生平台访问量达11.1亿次，App新注册用户量增长10倍，新增用户的日均问诊量是平时的9倍（见表1）；截至2月10日15时，微医互联网总医院抗击新型冠状病毒免费义诊专区访问量超过9702万次，集结了2.6万名医生在线接诊，累计提供医疗咨询服务116万次。①

表1　主要互联网医疗平台运营数据

平台	运营数据
平安好医生	2020年1月中下旬至2月10日，平安好医生平台访问量达11.1亿次，App新注册用户量增长10倍，App新增用户日均问诊量是平时的9倍
京东健康	从2020年1月下旬上线至2020年4月30日，京东健康免费在线问诊服务累计服务用户超过1100万人次
微医	从2020年1月23日至6月底，微医互联网总医院抗击新冠肺炎实时救助平台已集结了6.3万名医生，为用户提供了201万例咨询；微医互联网总医院武汉专区上线一周就为当地5万名患者提供了复诊开药服务
医联	截至2020年3月22日，医联平台注册医生数较疫情之前增长784%，处方医生数增长153%，注册患者数增长372%，平台问诊量增长159%
丁香医生	截至2020年6月底，疫情地图页面浏览量达41亿次；仅1月21日~3月5日，浏览量就有28亿次，单日峰值高达2亿次
微脉	截至2020年6月底，与全国150个城市超500家医院合作开通新冠肺炎线上义诊服务，2万多名医生上线，咨询患者累计超过200万人次
灵医智惠	灵医智惠推出智能咨询助手，包含常见问题解答、标准化预问诊路径、在线医生咨询辅助三大模块，向在线健康咨询平台、政府疫情防控平台、互联网医院等提供在线健康咨询服务的平台免费开放API接口，可倍数级提升新冠肺炎人工在线咨询效率，日均调用近万次
好大夫在线	截至2020年4月12日，日均问诊量同比增长203.7%，日均处方量同比增长430%，共有4.7万多名医生放弃休息时间，为270多万名患者提供免费义诊

① 《抗击疫情，互联网医疗开启新机遇，大批公司上演"绝地反击"》，雪球网，https：//xueqiu.com/4136216371/140951289。

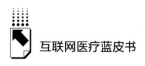
平台	运营数据
妙手医生	与300多家机构、企业和媒体合作搭建线上公益问诊平台，为用户提供免费问诊服务和健康科普服务，总服务人次超3000万；科普平台内容阅读总量约3.3亿次
春雨医生	2020年1月25日至4月9日，先后有23000多名来自呼吸科、感染科、心理科的在院医生，为国内外患者提供了超过153万次在线义诊服务，义诊合作伙伴超过1200家

资料来源：蛋壳研究院：《2020年互联网医院报告》。

在这场没有硝烟的抗疫战场上，互联网作为赋能工具，在保障疫情信息的公开透明、传递防疫抗疫医疗知识与疫情舆论导向、保障民生、协调与配置医疗资源等四方面均发挥了重要的作用。

（1）保障疫情信息的公开透明

丁香医生、腾讯医疗健康、平安好医生、微医、好大夫在线等互联网医疗企业，在疫情暴发后，即时汇总疫情数据，包括全球、全国各个地区最新的确诊、疑似、重症、死亡和治愈病例数，以及各个地区与疫情相关的新闻，向公众传递一线信息。截至2月25日，丁香医生疫情实时动态已有超过25亿人次浏览，腾讯医疗健康疫情话题已超过18亿人次阅读。

（2）传递防疫抗疫医疗知识与疫情舆论导向

互联网医疗企业在传递疫情信息的同时，科学全面地汇总相关知识，通俗易懂地向大众介绍新冠病毒的定义、传播途径、潜伏期、症状以及各类日常防护知识，根据大众所需应对的各类场景提供防护指南和建议。

及时针对网络"传闻"进行科学辟谣或证实。在增加大众科学防护知识储备的同时，也消除了大众对于未知病毒和不明来源消息的恐慌。更好地把握整体舆情导向，引导大众更积极、科学地配合各地卫生防疫工作。

（3）保障民生

阿里、美团、饿了么等各类电商、O2O 平台，提供生活物资供给服务，解决疫情下大众日常生活难题。阿里以旗下盒马为专门团队，在春节期间保障货物的供应和配送，并且为全国的医疗机构单位和独居老人，提供食物、饮水等物资配送；美团外卖成立新冠肺炎疫情防控专项小组，骑手的防护装备、站点消毒和测温措施向医护人员防护级别看齐，为 C 端用户提供"无接触"配送，保障餐饮安全。

此外，各类通信、教育、办公类互联网平台提供解决方案，实现了远程教学、远程办公，保障教育开展和企业运营。

（4）协调与配置医疗资源

在疫情突袭的关键时刻，众多互联网医疗企业迅速行动，通过创新数字化的医疗服务，参与协调与配置医疗资源，助力疫情在最短时间内得到有效控制。

第一，线上诊疗。阿里健康、春雨医生、腾讯医疗健康、丁香医生、平安好医生、微医、好大夫在线等各大互联网问诊平台均开通"新冠肺炎"专栏，针对疫情匹配呼吸道、内科、感染科等科室医生，为大众提供线上问诊服务；好大夫在线、京东健康、阿里健康等平台还提供了新冠肺炎快速问诊等服务，缓解了实体医疗机构的压力。

同时，各地省级卫生部门积极响应国家政策，统筹打造互联网服务平台并鼓励各类医疗机构上线。

截至 2020 年 2 月初，各地超过 200 家公立医院上线，提供常见病问诊、慢病复诊处方以及药品配送等服务，并且根据自身科室特点进行模式创新。如上海第六人民医院提供常见病、慢病的在线处方，以及"零接触"的院内取药和送药上门服务。

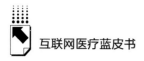

2月14日，海南省卫健委公布，海南省互联网医院新冠肺炎诊疗服务平台正式开通，整合海南16家互联网医院提供24小时全天候服务。

第二，线上购药。疫情暴发后，患者尽量避免到医院和实体药店购药，同时，线下药店的部分防疫物资库存告急，大量消费者涌入线上购药渠道。

阿里健康、京东大药房等各类B2C互联网医药电商，叮当快药、快方送药等O2O互联网医药电商，均迎来了大幅上涨的流量、活跃人次和购买量。

线下实体药店也积极利用各类线上平台，入驻O2O平台，如饿了么、美团，或自建平台（App、微信小程序），更好地为新老客户提供药事服务，并增加了额外的销售量。

第三，线上慢病管理。疫情暴发后，减少外出是老年人、慢病患者的首要防控措施，线上慢病管理和续方服务成了一剂良方。

公立医院、阿里健康、京东健康等互联网诊疗平台均推出了线上慢病复诊、续方的服务：2020年2月11日，上海静安区在微信"健康静安"平台推出"区域卫生+互联网"服务，通过微信平台连接静安区居民与区域基层卫生机构，提供导诊、预约、线上问诊和家庭医生签约服务；2020年2月13日，阿里健康宣布联合50家药企，在天猫平台推出"慢病福利计划"，覆盖10多个常见病种上千种药品，提供疾病教育、用药情况跟进、用药指导、复诊提醒等服务，与药企和物流公司密切合作，保障合理的药品价格和物流及时性。

第四，线上医保覆盖。疫情暴发后，互联网与信息技术手段在防疫、控疫、国民健康保健工作中发挥的积极作用得到了国家各相关部门、社会与民众的高度认可，一系列对"互联网+健康医疗"的鼓励政策于2020年2月、3月密集推出，表明国家在加速推广互联网医疗服务的同时，进一步对互联网医疗行业未来的规范化发展提出了指导方向。

2020年2月4日，国家卫健委发布《关于加强信息化支撑新型冠状病毒感染的肺炎疫情防控工作的通知》，鼓励各省针对新冠肺炎疫情，积极开展在线咨询、在线居家医学观察指导以及互联网诊疗。

2020年2月7日，国家卫健委追加发布了《关于在疫情防控中做好互联网诊疗咨询服务的通知》，明确要求各省级部门统筹建立互联网医疗服务平台或对已建成的互联网诊疗服务平台进行宣贯，引导各科室医生上线，针对发热患者，提供线上诊疗、指导、宣教、复诊等服务。

2020年2月28日，国家医保局、国家卫健委发布《关于推进新冠肺炎疫情防控期间开展"互联网＋"医保服务的指导意见》，要求将符合条件的"互联网＋"医疗服务费用纳入医保支付范围。

针对线上慢病管理，上海、四川成都、浙江宁波和温州的医保局，率先落地了医保账户的线上支付方案：2020年2月12日，浙江省温州市医保局宣部开通慢病线上支付，参加医疗保险且在基层医疗机构有过就诊记录，或者与医疗机构签约的患者，可在温州医保慢性病药品配送平台的微信公众号中，绑定个人信息并申请续方，签约医生开具电子处方后，由指定的医药流通商进行配送。

2. 互联网医疗全方面加速发展

国家卫健委2020年10月公布的数据显示，全国已建成900多家互联网医院。远程医疗协作网覆盖所有地级市2.4万余家医疗机构，5500多家二级以上医院可以提供线上服务。国家卫健委44家委属（管）公立医院的互联网诊疗人次同比增长17倍，第三方互联网诊疗咨询增长20多倍，其中线上处方流转增长近10倍。然而，这一轮的火爆明显与2014年、2015年不同。

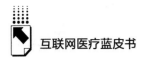

一是互联网医疗频繁出现在央视、新华社和《人民日报》等媒体的报道中，行业有了强大的权威背书。微医、丁香医生、平安好医生等品牌直接和这些权威背书联系在一起，解决了互联网医疗长期存在的信任度问题。

二是公立医院被要求开展互联网医院业务，院长们普遍接受了一场有关新模式的教育，逐渐意识到互联网医疗的重要性与必要性。

疫情给互联网医疗带来的变化，可以从短期和长期两个层面进行解读。从短期看，需求流量激增，疫情全面激发了用户对线上医疗的需求。中国互联网络信息中心第46次《中国互联网络发展状况统计报告》数据显示，截至2020年6月，中国在线医疗用户规模达2.76亿人，占网民整体的29.4%。

受需求激增的影响，线上多平台渠道与线下渠道合作更加顺畅，互联网医疗还获得了自上而下的全面认可。此时，互联网医院成为主流形态，互联网医院与在线问诊不同，对于慢病可复诊、可处方。品牌联合背书提升了互联网医疗的权威性，这一期间，行业集中度也显著提升，虽然平台仍较多，但资源、资金雄厚的公司明显能获得更多公众认知。互联网医疗纳入医保支付，但覆盖范围不大。

从长期看，互联网医疗进行了一次全面的市场教育，有助于大众形成新的就医习惯，不接触、不面对面也可获得医生意见或处方。同时，国家卫健委等部门对信息化建设及远程医疗重视程度的提升，带来增量机会。医院对互联网医院平台的认可度大幅提升，互联网医疗公司产品迭代加快，体现了需求特征，有助于通过数据优化产品。医院渠道推广力度也在增大。未来，互联网医疗必然能够得到大范围的医保覆盖，为形成成熟盈利模式奠定坚实基础。

（二）疫情防控常态化时期互联网医疗发展的新特征

1. 医保制度突破

互联网医疗纳入医保支付并非一项全新的政策。2019 年 8 月至今，国家医保局总共三次发布了相关文件（见表 2）。2020 年 7 月，国务院办公厅出台《关于进一步优化营商环境　更好服务市场主体的实施意见》，10 月，国家发改委、工信部等十四部门联合印发《近期扩内需促消费的工作方案》，均提出将符合条件的互联网复诊服务纳入医保报销范围。

表 2　国家医保局出台互联网医疗相关文件

文件	发布日期	主要内容	主要意义
《国家医保局关于完善"互联网＋"医疗服务价格和医保支付政策的指导意见》	2019－08－30	制定"互联网＋"医疗服务价格项目管理原则；健全"互联网＋"医疗服务价格形成机制；明确"互联网＋"医疗服务的医保支付政策	明确互联网医疗纳入医保支付的整体原则
《国家医保局　国家卫健委关于推进新冠肺炎疫情防控期间开展"互联网＋"医保服务的指导意见》	2020－03－02	将符合条件的"互联网＋"医疗服务费用纳入医保支付范围；鼓励定点医药机构提供"不见面"购药服务	"互联网＋"医保服务的重要举措
《国家医保局关于积极推进"互联网＋"医疗服务医保支付工作的指导意见》	2020－11－02	明确"互联网＋"医疗服务协议管理的范围；明确"互联网＋"医疗服务医保定点申请条件；明确医保结算对象；完善总额预算管理办法	互联网医疗纳入医保支付进入实操阶段

资料来源：整理自国家医保局网站。

从文件主要内容来看，医保上线正在逐渐从框架规划加速走向落地。

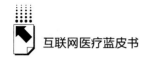

2019 年 8 月 30 日,《国家医保局关于完善"互联网＋"医疗服务价格和医保支付政策的指导意见》发布,制定了"互联网＋"医疗服务价格项目管理原则、价格形成机制等。该文件整体上以"原则"二字为主,没有对实施细则和进度做要求,所以对互联网医疗医保支付的落地推动不大。

2020 年新冠肺炎疫情暴发后,互联网医疗在疫情防控中发挥了举足轻重的作用,为了鼓励"不见面"购药服务,医保紧急上线,提供在线复诊购药的报销。《国家医保局 国家卫健委关于推进新冠肺炎疫情防控期间开展"互联网＋"医保服务的指导意见》也在此期间出台,规定了开展"互联网＋"医保服务的具体事项。此举推动北京、上海、天津等地迅速将互联网诊疗服务纳入医保,部分医院甚至能直接在线结算。

2. 互联网医院开始成为疫情防控常态化时期的基础设施

2020 年新冠肺炎疫情暴发后,线下诊疗渠道受阻、资源紧张,互联网医院迅速行动,建设和运营数据都有了快速增长;随着疫情防控常态化,互联网医院发展进入常态,国办也已发文支持互联网医疗纳入医保。

近两年来,新基建成为各行各业的热词,2020 年,这一概念首次被写入政府工作报告,新基建已经上升到国家战略层面。借着新基建的东风,互联网医院迎来新一轮发展机遇,在覆盖广度和行业规范方面都将持续提升。

目前,已有江苏、上海、北京等省市将互联网医院纳入当地的新基建发展规划,主要包含扩大覆盖面、促进规范化两个方面。

我们分析了 2018 年 4 月互联网医疗新政出台以来的互联网医院相关项目中标数据(见图 1),其结果也能说明实体医院配备互联网医院作为基础设施的趋势。

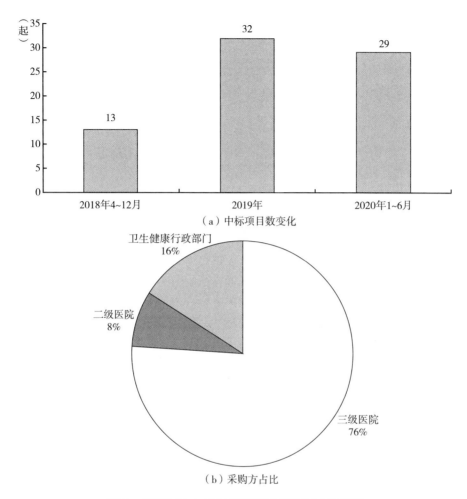

（a）中标项目数变化

（b）采购方占比

**图1　2018年4月以来互联网医院相关项目
中标项目数变化及采购方占比**

资料来源：蛋壳研究院。

3.健康医疗大数据开始反向推动医疗供给侧改革

中国医疗体系正面临新的挑战，其中最为凸显的即医保资金面临的压力和医疗资源结构性缺口问题。

据艾昆纬分析，我国城镇职工基本医疗保险结余在2029年将会出现当期收不抵支的风险，2034年将面临亏空风险。同时，医疗资源分配面临结构性缺口问题。大量病人蜂拥至数量有限的等级医院。以2018年为例，全国医疗机构中占比不超过4%的等级医院接诊了超过40%的病人，而占比近95%的基层医疗机构，服务诊疗人次仅占53%。[①]

在集采腾挪出更大空间的同时，医保支付改革也在同步推进。现阶段，改革的大方向是在现有总额预算制度下探索更加精细化的复合、多元支付方式，包括按疾病诊断相关分组（DRG）付费、区域点数法总额预算和按病种分值（DIP）付费等。

2020年，DIP支付试点启动，与DRG支付分别开展试点（见表3）。国家医保局出台了DIP付费的工作方案、技术规范和DIP病种目录库等文件。

表3　国家医保局DIP与DRG的试点安排

试点付费改革类型	DIP	DRG
试点城市	71个	30个
试点医疗机构	试点区域内医疗机构全覆盖	每地至少3家
准备时间	1年	2年
实施步骤	2020年10月10日至11月报送历史数据 2020年12月预分组,进行技术准备 2021年3月启动实际付费	2019年进行顶层设计 2020年模拟运行 2021年启动实际付费

资料来源：蛋壳研究院。

DIP和DRG在试点安排上，除了试点城市不同之外，试点进度也有很大的差异（见表4），DIP明显要比DRG更快，这主要是二者操作方式的差异所致。

DIP是基于大数据的病种分值付费方式，利用全量数据客观还原临床病种变化的现实，对数据中的疾病诊断与治疗方式进行穷举和聚

① 艾昆纬：《互联网+医疗健康市场已进入4.0阶段，未来三年市场规模将突破1600亿》，雪球网，2020年4月17日，https://xueqiu.com/6674356504/147074539。

类，快速形成分组，通过挖掘数据内涵来认识病种组合与医疗成本的客观规律，建立疾病与治疗量化标准，确定基于随机均值的定价机制、医保支付方式与基金监管模式。

DRG 的分组根据患者的年龄、性别、住院天数、临床诊断、手术操作、并发症等综合因素把病例分为若干相关的组，侧重于对临床路径的依赖。DIP 则基于全样本、海量数据为全病种与全技术分类，侧重于对临床数据的依赖。

由于通过大数据计算就可得到分组结果，DIP 因此拥有了入组率高、可快速落地、可逐渐完善的特点。

国家医疗保障研究院发布的《2020 年三季度疾病诊断相关分组（DRG）付费国家试点监测评估报告》显示，各试点城市的试点进度情况虽然存在较大差异，但与 2019 年相比有明显进展；30 个试点城市中，29 个城市的进度基本符合国家部署要求，具备了模拟运行的条件。试点城市在落地过程中遇到的问题主要包括历史数据质量不高、分组准确性受限、医疗机构编码版本不统一、信息系统分包建设造成衔接不畅等。

表 4　国家医保局 DIP 与 DRG 试点城市试点情况

试点城市	试点情况
邯郸市	2020 年 7 月 1 日,DRG 支付管理平台正式上线,在 4 家三甲医院运行。运行一个季度后,4 家试点医院第三季度的住院医疗服务总费用和医保基金支付总额环比均有所下降;结算人次比第二季度降低 7%,医疗机构主动将轻症患者向基层下沉,4 家试点医院的费用消耗指数和次均费用也都有所下降
临汾市	自 2020 年 4 月 30 日起,在 1 家三级医院和 3 家二级医院模拟运行
沈阳市	实施本地实际付费与国家模拟运行"双轨制"付费模式,实际付费已覆盖全市 25 家试点医院,住院医疗总费用占 76%,统筹基金支出占 78%,连续两年实现住院人次大幅下降,医疗总费用同比下降,其中 80% 为目标性总控组轻症住院

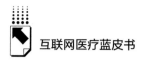
续表

试点城市	试点情况
无锡市	2019 年进入模拟运行阶段,2020 年开始正式付费。2020 年 1~6 月,25 家试点医院实际发生费用 163729.50 万元,医保实际结算总额为 158736.85 万元,超支 3.05%,在国家 DRG 规范标准 5% 的范围内,运行基本平稳
武汉市	首批确定 77 家医疗机构作为试点,在实施 DRG 模拟测算后,一些三级医院的业务量没有增加,二级医院和基层医疗机构的门诊量和住院天数有所增加,三级医院结余率提高
六盘水市	经过前期准备,于 2021 年 1 月 1 日正式启动 CHS-DRG 付费试运行
西安市	2020 年全面完成准备工作,第一批 6 所试点医院于 2021 年 1 月 1 日正式进入模拟运行阶段

资料来源:根据公开信息整理。

4. 互联网医疗投融资市场活跃

互联网医疗自 2018 年以来已是投融资的焦点。2020 年,有 74 起互联网医疗企业融资案例发生,共 66 家企业获得融资。集中度由 2018 年的 1.06 提升至 2019 年的 1.12,其中数坤科技和深至科技两家企业本年度连续获得三轮投资,深受资本追捧。

京东健康(融资 146 亿元)、微医集团(融资 23 亿元)、晶泰科技(融资 22 亿元)、联仁健康(融资 20 亿元)、思派健康科技(融资 20 亿元)等超大额融资案例,直接将当年行业融资总额推升至 283.78 亿元,创历史新高。在一个年度内,发生 5 起超 20 亿元的融资案例,这也是历史年份中的第一次。

值得一提的是,2020 年度央企和地方政府也开始联合涉足互联网医疗领域,联仁健康就是一起典型的案例。联仁健康是国内第一个央企领投,地方政府、金融机构与医疗信息化企业共同参与,以国资为主体并具备市场化机制的健康医疗大数据产业集团。联仁健康是由中国国家卫生健康委员会部署、中国移动牵头组建的，中国太平洋保险、济南国际医学中心产业发展有限公司、浦东投控科创基金等 7 家公司共同参与，实缴注册资本 20 亿元。联仁健康运营总部于 2020 年 4 月 8 日在上海张江人工智能岛正式揭牌。联仁健康是一家健康医疗大数据服务商，其业务主要覆盖"健康医疗大数据""互联网健康医疗""健康医疗产业园"三大板块。联仁健康通过建设国家级医疗大数据基础设施，利用市场化运营数据平台和应用，提供公共卫生、保险创新、精准医疗、互联网医院等多种健康医疗数字化服务。

二 互联网医疗与健康医疗大数据行业业态发展状况

（一）互联网医疗行业业态发展态势

长期以来，中国医疗卫生体系供需矛盾突出，优质医生资源不足、资源分布不均等问题亟待解决。中国的健康医疗服务体系一直以治疗为中心、以公立医疗体系为核心发展，核心价值是治病救人，即解决"已经发生的问题"。

社会经济的发展以及人民群众收入的提高，使得人口结构和健康状况也在发生变化，相应地健康医疗需求也发生了转变，预防、控制、提高整体健康质量的需求应运而生，这对健康医疗服务体系也提出了新的要求。

因此，中国健康医疗服务体系的核心价值亟须从解决问题向预防和控制转型，从强调以治疗为中心向以健康管理为中心转型。

1. 各细分领域开始集成，向全能方向发展

首先，各细分领域企业的试错探索已完成，许多创业企业开始从单一领域/单一业务线条拓展到多领域/全能业务线条。当前仍存

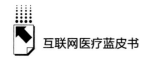

活的互联网医疗企业均在进行链条式布局，不存在单点布局的可行模式。

例如，在线问诊企业与医药电商合作，医药电商反过来也涉足在线问诊服务，慢病管理逐渐从 2C 向 2D2C 转变，巨头从盲目试错到聚焦资源禀赋等。由此，业内产生了京东健康、平安好医生、微医等多个全能型巨头，互联网医院、医药电商成为标配。

实际上，互联网医疗所有模式在 2017 年之前都已经完成探索，但是只有挺过 2017 年、迎接 2018 年政策利好的企业，才有机会享受此后的政策红利。政策中对在线医疗行为的定义，对在线医疗是否可由医保支付的定论，也是行业或企业能否得以生存和发展的关键。

行业进化过程中的争议与探索会产生巨大价值。值得庆幸的是，上述一系列衍变过程中，产生了诸多争议和探索，企业充分试错。

例如，在切入方式上，对从医生端切入、从患者端切入、从医院端切入、从渠道端切入等都已有过尝试；在患者服务链条上，对单环节和全链条也已有过尝试；在载体上，对软件、硬件或全覆盖，也已有过尝试；在覆盖病种上，对大而全或小而专同样已有过尝试。

争议和探索产生的最大价值，就是产生了能够坚持到政策利好释放的企业以及现在的全能型巨头。

2. 传统头部互联网公司继续拓展，新兴头部互联网公司开始入局

在传统互联网公司中，最早布局的百度在 2020 年成立了百度健康子公司，其通过"内容 + 服务"双生态布局，已覆盖了线上问诊、预约送药、预约挂号、心理咨询、保险等健康医疗相关服务功能。上线了百度健康糖尿病中心，同时投资了微脉等多家医疗企业。

京东健康重点发力医药电商并建立首个互联网医疗呼吸中心，意在打造"线上 + 线下"慢病管理新模式，于 2020 年 11 月在港交所上市，最高市值超 6000 亿元，为市值最高的互联网医疗企业。

阿里健康通过并购及与天猫之间的业务腾挪，营收不断做大。2020年下半年，阿里健康将App更名为"医鹿"，旨在进一步强化医生质量和运营能力方面的核心竞争力。该App除了提供线上问诊、智能预约搜索外，还提供体检预约、疫苗预约、药品闪送等创新性互联网健康医疗服务。不仅如此，"医鹿"App还与淘宝、支付宝、UC、夸克等众多业务板块进行结合，充分发挥了阿里的生态资源优势。

　　腾讯医疗服务则是在云端和内容服务上，包括腾讯云医疗解决方案、腾讯安全、腾讯医典等产品。腾讯通过投资、内部孵化、战略合作等方式在医疗领域构建了自己的生态圈，包括入股好大夫在线、丁香医生等头部医疗垂直领域服务平台，从而强化了自身的生态协同能力，具备了较强的掌控力和影响力。

　　作为新兴的互联网头部公司，字节跳动开始在健康医疗领域延伸自己的触角。在2020年不到一年的时间里，字节跳动在健康医疗领域相继完成了多个大动作。5月，以数亿元对价完成对百科名医的全资收购；9月，完成对健康医疗业务的首次品牌确认，推出独立品牌"小荷医疗"，并发布了"小荷"App（面向患者）和"小荷医生"App（服务医生）。11月，字节跳动在北京成立了一家名为"松果门诊"的诊疗机构，英文名为"PINECONE CLINIC"。此举意味着字节跳动开始发力线下医疗机构。从线上的健康内容科普到互联网医疗，再到成立线下诊疗机构，字节跳动的医疗布局逐渐清晰。

　　早在2019年，快手便通过与中国医师协会健康传播工作委员会等机构合作，吸引医疗机构、相关政府方入驻快手，从而搭建了以医疗科普与讯息为主的健康传播矩阵。值得注意的是，快手通过聚合这些健康医疗内容，搭建了"快手健康"专栏入口，并上线了"问医生""查症状"等涉及线上医疗服务的窗口。从数据上看，快手已成为淘宝天猫、京东、拼多多之后的第四大电商平台。未来短视频平台的竞争将从增量市场的争夺转变为更为残酷的存量竞争。建立健康内

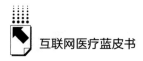

容矩阵、上线在线问诊服务继而销售医疗相关产品则是快手发力健康医疗领域的锚点。

（二）互联网医疗各主要领域发展状况

1. 在线问诊

目前由于法规限制及医疗发展现状，单凭问诊手段，目前已有的远程医疗指标监测无法全面了解一个用户的健康信息并做出准确诊断。

当前行业在线问诊平台获取收入的主要方式包括基本医保、个人用户、企业及商保，并由此引申出广告模式、商保模式、用户增值模式及数据服务模式四种在线问诊的商业模式。以在线问诊体量最大的平安好医生为例，其 2019 年财报显示，在线医疗营收为 8.6 亿元，同比增长了 108.9%，然而在线医疗营收在当年总营收中的占比仅不足 1/6。但用户增值模式作为行业普遍的商业模式，仍存在以下问题：问诊甚至无法做到确诊，并未涉及医疗服务核心，用户付费意愿低；用户需求频次低；用户黏性相对较差，行业同质化严重，可替代性强。

2. 互联网医院

2018 年互联网医疗与互联网医院新政出台，当年中标项目暂时不多。2019 年，实体医院建设互联网医院逐渐进入高峰期（见表 5），互联网医院建设呈现井喷式增长，截至 2020 年 9 月，中国已上线互联网医院超 600 家。

表5　2016 年至 2020 年 9 月新成立互联网医院数量

单位：家

时　间	新成立互联网医院数量
2016 年	35
2017 年	62

续表

时　间	新成立互联网医院数量
2018 年	26
2019 年	223
2020 年 1 ~ 9 月	244

资料来源：《2020 中国互联网医疗行业报告》。

在这些互联网医院中，三级医院门诊量大、技术水平高、服务类型多样复杂、业务流程要求繁多，独立建设互联网医院体系能够满足个性化发展的需求。卫生健康行政部门也在推动互联网医院建设。未来，互联网医院将成为线下实体医院的标配。

公立医疗机构搭建互联网医院平台有多种方式，部分情况可不公开招标，且上述中标信息收集渠道有限，仅作为样本观察变化趋势，不等于互联网医院的实际项目数。

2020 年以来疫情对互联网医院的催化作用是显而易见的，互联网医院迎来了巨大的发展机遇。

（1）多部门推动、医保支付突破，互联网医院发展成常态

因疫情防控需要，国家卫健委、国家医保局等部门密集出台了一系列政策，大力推动互联网医院发展。结合疫情形势以及互联网医院可以发挥的作用来看，这些政策大致分为三个阶段。三个阶段政策角度不同，但整体而言，政策推动并非临时性的，而是鼓励常态化发展，强调其在日常医疗服务与公卫应急体系中的技术和能力储备。

值得强调的是，据不完全统计，截至 2020 年 6 月 30 日，已有 71 家互联网医院接通医保，以公立医院的互联网医院为主，也出现了微医、平安好医生、医联等企业主导的互联网医院。

2020 年，医保支付在互联网医院实现实质性突破，医保接入后，在线问诊、开方、结算、药品配送这一服务闭环更加完整。

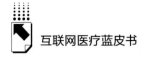

（2）多场景渗透、维度增长，用户使用习惯养成

新冠肺炎疫情是近百年来人类遭遇的影响范围最广的流行病，疫情变化引发了全球关注。线上看病也提升了大众对互联网医院的认知度，使大众在一定程度上养成了互联网医院使用习惯。这种习惯养成主要体现在与互联网医院相关、全维度的数据增长上。

综合多家企业运营数据来看，各家服务重点不同，所体现出的数据类型也不同，但整体上围绕着咨询问诊、开具处方、医学科普、新增用户、对外合作等环节。

由于网络咨询量暴增，医生工作量较平时大幅增长。互联网医疗平台上的大多数医生利用业余时间为用户提供服务，而平安好医生依托自有的全职医疗团队（达 1409 人）以及自主研发的 AI 辅助问诊系统，高效地为用户提供 24 小时在线咨询、在线购药等医疗服务。

尽管疫情前期用户进行网上问诊包含恐慌、不理性的部分，但整体而言，尤其是从开具处方这样的实际需求增长来看，疫情仍然加快了用户积累与习惯养成的进程。

同时，多数互联网医疗平台将问诊接口开放给新闻资讯、生活娱乐、网络社交等第三方机构，加速互联网医疗在各类场景中的渗透。例如，春雨医生将在线义诊对政府部门、主流媒体、保险、地产等领域的 1200 多家机构开放，不仅问诊量快速增长，还扩大了在线问诊的用户普及面。

（3）全流程打通，服务模式升级

疫情暴发后，互联网医院服务以在线咨询问诊为基础广泛延展，满足防控需求。同时，诊疗全流程被打通，互联网医院服务内容进一步丰富，模式得以升级。

如表 6 所示，疫情暴发后互联网医院总共发展了五大服务环节。当各环节流程更加畅通之后，企业就能够高效整合服务、技术资源，进行流程优化或重构。

表6　互联网医院服务环节

信息	工具	医	药	险
疫情动态 疫情地图 辟谣信息 医生直播 科普文章 科普视频	发热门诊查询 肺炎症状测评 在线心理测评 智能硬件应用	新冠症状咨询 居家隔离观察 疑似患者筛查 在线心理咨询 核酸检测预约 常见病慢病复诊 远程医疗 预约挂号 消费医疗 检查开单	药品销售 送药上门 慢病找药	医保支付 新冠肺炎险 普通健康险

资料来源：蛋壳研究院：《2020年互联网医院报告》。

3. 医药电商

艾瑞调研数据显示，国内家庭每年药物花费为1001~4000元的最多，且有接近一半的家庭内父母有慢性病，需要用药，可见国内家庭对药物需求很大。艾瑞2019年调研显示，92.6%的用户选择线下购药，仅有60.3%的用户选择过电商平台。然而，随着疫情暴发，电商平台以下优势凸显：可以做到尽量避免接触；减少前往人群聚集的地方；方便老年人、身体不便者购药。艾瑞认为疫情会改变用户的购药习惯，使更多用户选择通过电商平台购药。2020年11月典型B2C医药电商月活用户数量见表7。

表7　2020年11月典型B2C医药电商月活用户

单位：万人

名　称	用户数量
1药网	198
健客网上药店	178.3
叮当快药	157.9
药房网	122.6
爱康多掌上药店	62.3

资料来源：《2020年中国互联网医疗行业报告》。

截至 2020 年,我国已发放互联网药品交易服务牌照 992 张,网上药品交易服务已经成熟。2020H1 典型企业医药电商业务收入见表8。

B2B 模式在医药电商中占主体地位,但由于 B2B 模式的医药电商是在原材料供应商、药厂、批发商、零售商之间运作的平台,供应链较为稳固,一般比较低调,整体知名度不高。相比而言,B2C 及 O2O 平台则更为活跃,引人注目。购药群众或多或少会接触到 B2C 或 O2O 平台。B2C 平台一般有自营及平台式两种,一些自营 B2C 在获客流量难以增加的情况下,会选择流量更大的平台进行加盟,这些依托大平台的医药电商面临的竞争也更为激烈。如京东健康、阿里健康在 2020 年上半年的营收已明显高于市场中主要的自营医药电商平台。O2O 模式则是连接线上线下的一种比较平滑的模式,通过线下导购、用药指导、送药到家等方式完成线上交易及线下导流。

表8　2020H1 典型企业医药电商业务收入

单位:亿元

名　称	金　额
京东健康	76.9
阿里健康	71.6
1 药网	32
平安好医生	15.1

资料来源:《2020 中国互联网医疗行业报告》。

4. 慢病管理

对于互联网慢病管理来说,虽然多维度的数据收集和积累是慢病管理服务的核心基础,但单纯的数据并不能帮助患者达到缓解甚至控制病情的目的。因此如何在数据基础上进行慢病管理的设计关系互联网慢病管理企业的核心竞争力。根据 2019 年中国健康管理协会发布的慢病管理方案规范来看,仅仅做到根据临床疾病指标(如血压、血糖等）给出临床及生活中的建议并不能满足管理需要。只有全面考虑患者病史、心理、行为危险因素等多重因素，再结合环境，才能为患者制定多维度、有效的具体方案。

目前中国互联网慢病管理仍以交易类盈利为主，在评估用户个人健康状况及健康管理需求后，向其出售药品器械、医疗监测仪器、相关慢病食品和保健品以及慢病医疗保险。这样的商业模式难以单独存在，需要依赖基础医疗机构、商业保险或药店。未来互联网慢病管理公司需要更加关注慢性病患者教育，不断提升患者认知，让用户认识到互联网慢病管理服务的便捷性与必要性，增加服务类慢病管理的营收。

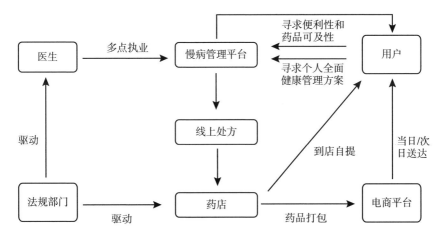

图 2　互联网慢病管理商业模式

资料来源：艾瑞咨询：《2020 中国互联网＋医疗行业研究报告》。

5. 互联网健康险

中国医保覆盖面较广，但就具体政策而言，医保具有起付线、报销限额和报销范围的限制。起付线是指没有达到规定额度不予报销；报销限额是指每年每人报销有最高限度，超过部分不予报销；报销范围规定了具体的药品和治疗项目，不在范围内的不予报销。总体而言，医保力度有限，且缺乏个性化，难以令所有人都满意。

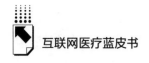

根据用户对医疗的突发性需求和大额筹款需求，在医保难以覆盖的额度上，互联网健康险提供了非常不错的补充医疗险。对速度、效率的追求使得互联网健康险更加便捷；对个性化的追求产生了大病众筹、网络互助、团险等多种补充医疗险种；对节省成本的追求使得健康险更乐意在预防医疗上下功夫。互联网健康险从预防到医疗再到支付，为个人提供了更加完整的健康管理解决方案。

人工智能、大数据及区块链的应用有效降低了人工成本，在提升用户吸引能力、个性化解决用户需求及增强用户对平台的信任感之外，促进了医疗资源的合理配置，并因此创造价值。优质的服务和用户体验助力场景化营销，互联网健康险通过与传统保险公司分成、销售保健品、预约医疗服务、开设相关预防课程和健康课程以及平台广告获得可持续盈利发展。

三 "互联网 + 健康医疗" 发展趋势展望

（一）健康医疗服务需求发生新变化

1. 人口老龄化导致医疗服务需求频次提升

老年人口罹患各类急慢性疾病概率较高，老龄人数增加对医疗资源使用和医疗费用支出提出了更高的要求。

在慢性疾病治疗中，除了临床诊疗服务，患者更需要连续、常态化的健康管理服务，包括相关指标监测、慢病用药的购买和配送、定期诊疗安排等。个性化用药和慢病综合管理将逐渐成为主流趋势。

2. 疫情防控常态化时期用户对互联网医疗保健的质量要求提升

不同于年长的患者，中青年群体的数字化基因深刻改变了他们的医疗行为和路径。过去被动、主要依赖线下、医生单向的医疗行为，已经被主动、利用高科技和线上工具、医患双向的诊疗行为所取代。人们也开始利用高科技可穿戴设备追踪健康状况、利用社交媒体进行信息收集等。

拥有强大数字化基因的消费者，在医疗行为和路径中，将更多地选择在线诊疗和购药渠道。

3. 消费升级促进对于预防保健的全生命周期健康管理需求

随着经济的快速发展，大量中高端消费群体涌现，中等收入人群的快速增长和消费观念的转变，为消费升级奠定了基础，传统与单一的产品和服务已经无法满足这类人群的需求。

消费人群对产品的疗效和体验、医疗服务的质量以及"产品＋服务"一体化的健康管理，都提出了更高的要求和标准。

（二）"互联网＋"有望赋能健康医疗服务供给体系，深化健康医疗供给侧改革

在供给侧和需求侧升级、"互联网＋健康医疗"政策红利释放、各类玩家加速入局的推动下，中国健康医疗市场将步入一个全新战场。疫情暴发后，"互联网＋"展现了其在新场景下，有效缓解医疗资源供给压力、满足医疗服务新需求的能力，在医疗资源供需矛盾、传统医疗服务供给体系和大众医疗服务需求发生转变的背景下，我们相信由"互联网＋"赋能，以"健康管理"为中心的医疗体系和相关"互联网＋"产业必将快速发展，解决价值链环节的痛点，提高行业整体效率。

（三）头部企业将开始整合

当前"互联网＋健康医疗"行业已从初始的以"单一产品/服务"切入市场，逐步转变为"以消费者/患者为中心、服务全生命周期健康管理"的发展趋势，依据各自的核心优势纵向或横向延伸，衍化出互联网诊疗、互联网医药电商、互联网医保、线上公共医疗服务等主要商业模式和细分业态。

通过并购整合实现业务与规模扩张也成为头部互联网公司的典型发

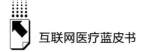

展路径。互联网医疗业务往往从单一生态节点或细分领域切入，逐步扩展到更多链条，存在并购整合需求。通过整合，互联网医疗头部企业可打通线下合作闭环，整合上下游资源，扩大规模效应，降低企业运营成本，优化商业模式，探索新的业务领域或收入增长点，提高盈利能力。

另外，对于医疗低频刚需预约挂号服务，用户越来越青睐在超级应用内完成。

（四）粉丝经济带来新玩法，医生私域流量或将成为新的爆发点

近两年，"私域流量"成为热词。它指的是品牌或个人自主拥有、可自由控制、免费多次使用的流量。个人微信号、微信群、小程序是最常见的呈现形式。除了最常见的教育行业在"玩私域"（例如朋友圈学习打卡），医疗行业也悄然入场。

由于短视频头部企业的进入，医生或将成为专家型"网红"，这对基础医疗保健知识的普及、国家公共卫生政策的宣传都将起到促进作用。同时，"专病病种＋头部医生"可能会获得与当前一线"网红"相当的粉丝流量。构建知名专家的私域流量池，有可能会成为互联网医疗下一个重要切入口和获客渠道。

参考文献

36 氪研究院：《2020 中国互联网医疗研究报告——新冠疫情下的科技"战疫"先锋》，http：//www. d－long. cn/eWebEditor/uploadfile/2020050416 244749242851. pdf。

政策与市场篇

Policy & Market Reports

B.2

政府与社会在全民健康信息化
建设中的投入方式研究

黄勉　王健　郭敏　杨继

摘　要： 当前我国的全民健康信息化建设取得了显著成就，但仍面临信息化资金投入不足、信息化专业人才匮乏等问题。本报告总结了我国和几个典型国家健康信息化的发展历程及国内有代表性的区域健康信息化建设经验，在明确政府和社会在全民健康信息化建设中的角色和作用的基础上，分析了目前我国健康信息化建设投入存在的问题，研究全民健康信息化建设的重点投入领域，包括建设全民健康信息基础设施、发展全民健康信息技术、完善全民健康信息体系、创新全民健康信息服务模式、建设全民健康信息业务系统等。通过衡量健康信息化建设的投入规模以及建立信息化建设投入的绩效评价体系，探索以政府为主导，政府与社会资本相结合的投入方式。最后提出对策建议，包括

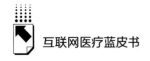
完善顶层设计，制定相关法规和数据标准；发挥政府主导作用，鼓励社会资本参与；强化安全体系建设；支持技术革新与应用创新，培养专业人才；建立有风险预警和成本收益分析能力的绩效评价体系等。以期增强政府与社会在全民健康信息化建设投入中的规范性和科学性，推动我国全民健康信息化建设。

关键词： 全民健康　健康信息化　医疗改革

一　引言

全民健康信息化是深化新医疗改革和建设现代化卫生体系中的重要环节，也是医疗健康事业在信息技术时代下的必要革新。健康信息化建设能解决医疗市场中的信息不对称问题，提高优质医疗服务的可及性和便利性，提高诊疗、报销、监管等相关工作的规范性等。目前，我国的健康信息化建设已经历了医疗机构内部信息化、单个医疗卫生业务信息化、以人为中心的人口健康信息化三个阶段的建设。我国已经确立了"4631-2"信息化总体框架，包括国家、省、地市、县全民健康信息四级平台，全员人口信息数据库、电子健康档案数据库和电子病历数据库三大数据库，公共卫生、计划生育、医疗服务、医疗保障、药品管理、综合管理六项业务，一个全民健康统一网络，人口健康信息标准体系和信息安全防护体系两大体系。同时，我国出台了《健康档案基本架构与数据标准（试行）》《基于健康档案的区域卫生信息平台建设技术解决方案（试行）》《2010年基于电子健康档案、电子病历、门诊统筹管理的基层医疗卫生信息系统试点项目管理方案》等一系列配套政策标准。

经过数十年的不断探索和经验总结，我国的全民健康信息化建设得到快速推进，取得了显著成就，但尚未成熟和全面普及。目前我国的区域健康信息化和医院信息化建设的最大障碍是缺乏充足的信息化资金支持和信息化人员，难以满足信息化建设的需要。此外，虽然我国在健康信息化进程上有较完整的总体规划和指导思想，但缺乏对具体投入和建设工作的指导理念，且存在信息连续性和规范性较差等问题。全民健康信息化建设的完成需要政府和社会的共同参与，增加信息化预算投入，是促进我国全民健康信息化事业发展的必然选择。因此，应在明确政府和社会在全民健康信息化建设中的作用的基础上，划分需增加投入的具体领域，研究相应的投入方式并评估其绩效，增强投入的规范性和科学性，推动我国全民健康信息化建设的综合提升和全面发展。

二 加强全民健康信息化建设投入的理论基础

（一）政府与社会在全民健康信息化建设中的作用

1. 政府在全民健康信息化建设中的作用

（1）政府在区域健康信息化建设中的作用

健康信息化的建设模式通常分为横向模式和纵向模式，政府的角色和作用在不同的建设模式中有所区别。由于在实现全民健康信息化的过程中，国内不同区域的医疗资源和经济水平有显著差距，健康信息化的模式需要因地制宜。横向模式主要应用于医疗资源发达的地区，由地方卫生计生行政部门牵头，横向整合优质医疗资源，集中进行信息化建设，此模式中政府居于主导地位。纵向模式主要应用于医疗资源不均衡的地区，健康信息化建设通常与医联体、医共体的体制结合，以大型医院为中心联合其他基层卫生医疗机构纵向整合形成技术共享、协调统一的整体，此模式中大型医院是执行主体，政府的主要角色是监管者和指导者。

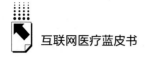

（2）政府各级信息平台的职能和作用

根据国家卫生计生委国家中医药管理局《关于加快推进人口健康信息化建设的指导意见》，我国政府的健康信息平台分为四个等级：国家级、省（市）级、地市级和区县级。国家级健康信息平台主要承担全国的综合人口管理，实现跨省和跨行业领域的信息交换、横向对比和工作协调的职能，同时统筹疾病防控、新农合等专门领域，为国家政策方针的制定提供数据依据。省（市）级健康信息平台的主要职能是为省（市）辖区内人口提供健康信息服务，为辖区内地区的跨区域查询和信息交流提供便利，并为省（市）管理人员提供政策依据。地市级健康信息平台主要负责确保人口健康信息化六大业务的落实，并通过技术手段确保数据的真实性和及时性。区县级健康信息平台的建设根据具体人口和地域情况决定，对地市级健康信息平台的职能进行补充，进一步落实对居民和机构的健康信息共享和健康服务信息化功能。

2. 社会在全民健康信息化建设中的作用

（1）引入竞争机制，提高信息化服务的供给能力

社会资本具有管理经验丰富、创新性和竞争力强及市场反应灵敏等特点，将社会资本引入健康信息化领域有利于在健康信息化建设中引入竞争机制，与政府产生优势互补作用。社会资本能够发挥自身在人、财、物等方面的优势，与公立医院或政府部门形成合作或竞争关系，激励其加大健康信息化建设力度，提高健康信息化软硬件的建设效率和质量，在健康信息化领域形成多元化格局，对促进全民健康信息化建设良性发展起到至关重要的作用。

（2）拓展融资渠道，成为政府财政投入的补充

在健康信息化建设过程中，政府资金投入有限，融资渠道单一。美国医院每年在 IT 方面投入的资金占医院全年收入的 2%～4%，高达几千万美元，而我国医院每年的健康信息化建设投入仅有数百万

元。健康信息化建设是一个长期的过程，其短期经济效益较低，但健康信息平台的构建、运营和维护都需要大量资金支持。相关技术和管理人才的缺乏也使得健康信息化建设进程缓慢。调查显示，基层健康信息化建设资金超过一半来源于机构自筹，仅依靠政府财政投入难以维持健康信息化建设长久发展。我国庞大的全民医疗健康市场吸引了各类社会资本，数据显示，截至 2018 年，我国互联网医疗融资总额已经超过 19 亿美元。党的十八大以来，国家出台了一系列政策法规来促进政府与社会资本合作。社会资本参与全民健康信息化建设，有助于解决健康信息化建设过程中政府投入资金不足的问题。

（3）创新健康信息化建设模式

社会资本参与健康信息化建设积极性高，资金的利用效率高，市场嗅觉灵敏，有利于开拓新型管理模式。近年来，人工智能、物联网、大数据等技术或概念的兴起在一定程度上为健康信息化建设提供了新的思路。例如华为从 2016 年就开始进行"5G＋医疗领域"的研究，已经构建了上百家"5G＋医疗"的示范点，诸如远程会诊、远程影像诊断、远程超声及远程培训等功能已经可以部分实现商用。部分三甲医院已实现利用可穿戴设备监测孕产妇和部分慢性病患者的生命体征数据，为其提供健康持续监测，可穿戴设备用于健康管理的理念已经得到了社会的广泛关注。我国健康管理服务市场规模已从 2015 年的 1069 亿元扩大到 2020 年的 2000 亿元。

（二）增加全民健康信息化建设投入的必要性与重要性

1. 增加全民健康信息化建设投入，是建设全民健康信息化事业的必然要求

我国信息化制度的完整性和系统性有待完善，缺乏涵盖规划、建设、应用、维护、评价、人才队伍等在内的完善的健康信息化体系，且存在信息化覆盖面不广、新技术在信息系统中的应用率不高等问

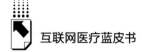

题。为解决问题、补齐短板，迫切需要加大资金投入。目前在国家层面，我国中央财政投入不足，难以对地方财政起到撬动作用；在地方层面，信息化建设财政投入和资源配置存在明显的区域和层级差异，东部地区优于中西部地区，且行政级别越高，信息化建设投入越多，建设越好。因此，我国的全民健康信息化建设急需财政投入和资源统筹。

2. 增加全民健康信息化建设投入，提高全民健康信息化水平，对提升我国公共卫生管理机构与医疗机构的运行和服务能力、提高人民健康水平、促进科学技术进步起到重要作用

对各级政府和公共卫生管理机构而言，健康信息化是制定政策和监测疾病的有力工具。通过对区域健康信息平台和数据库的横向分析和数据挖掘工作，政策制定者能更有效地查询和统计有关问题分布和变化趋势，对民生问题所处的阶段进行更准确的判断，对政策的实施力度和结果有更精确的分析。大数据智能分析能更迅速地定位重大公共卫生事件的暴发，及时提供预警，有效增强对公共卫生突发事件的处置能力。

对医疗保健机构而言，健康信息化带来的医疗信息数据共享和健康档案的互认互联提高了医务工作效率和医疗资源的配置效率。医生可以借助大数据平台提高自身的临床诊疗水平。对于慢性病患者，智能化工程能根据数据信息自动报告、分拣管理并远程提供必要的建议和提醒，从而减少人工处理的时间成本。对于患疑难杂症和行动不便的患者，健康信息化能让医生更清楚地掌握患者个人情况，提供更准确、更具个性化的远程诊疗服务。

对健康服务需求日益增长的全国人民而言，区域健康信息平台能带来更便利、更优质的医疗服务，例如用药和检查提醒、预约挂号、在线问诊等服务。健康档案的建立有助于个人在异地更便利和更准确地就诊。

健康信息化为科研工作提供了更精确和全面的数据，同时为更大范围内跨医院、跨地域的科学交流提供了便利。健康信息化建设对当前进行的科技研究和未来研究方向的确定具有重大现实意义。

三　健康信息化发展现状

（一）国际经验

1. 美国

2004 年美国总统布什确立了为全民建设电子健康档案（EHR）的目标并提出建立国家健康信息网（Nationwide Health Information Network, NHIN）。2005 年 NHIN 选择了 4 家全球信息技术领先的厂商作为总集成商，试点开发全国卫生信息网。同年美国卫生信息协会（AHIC）成立，主要是为美国健康信息化提供政策建议。2009 年总统奥巴马在法案中提出加大医疗健康信息技术（Healthcare Information Technology, HIT）的应用，由美国国家卫生信息技术协调办公室（Office of the National Coordinator for Health Information Technology, ONC）牵头制定未来 5 年的联邦健康信息化战略规划，并将其分为三个阶段：第一阶段(2011 ~ 2012）的任务主要是数据采集；第二阶段（2013 ~ 2014）大力发展 HIT；第三阶段（2015 年至今）应用 HIT 改变卫生服务模式和改善人民健康水平。2009 年，美国国会通过了《卫生信息技术促进经济和临床健康法案》（Health Information Technology for Economic and Clinical Health, HITECH），规定了医疗信息化的详细标准和奖惩措施，美国 EHR 建设路径逐步清晰。根据 HITECH 法案，ONC 对全国 HIT 的发展提供资助，被资助的项目以电子健康档案的有效使用（Meaningful Use of EHR, MU of EHR）为主，以其他的计划如健康信息技术战略高级研究项目（Strategic Health IT Advanced Research Projects, SHARP）、点对点健康信息传输项目（Direct Project）等为补充。针对 MU of EHR 计划的绩效考核由美国国家医疗保险和医疗补助服务中心（The Centers for Medicare and Medicaid Services, CMS）负责。HITECH 法案颁布后，美国又分别在 2010 年通过了《平价医疗法案》，在 2015 年通过了《医疗保险准入和儿童健康保险项目重新授权法案》（Medicare Access and CHIP Reauthorization Act，MACRA），在 2016 年通过了《21 世纪治愈法案》（21st Century Cures Act）。这些法案进一步对电子病历的有效使用、支付以及互联互通提出了要求。

2. 加拿大

加拿大的 Infoway 计划于 2001 年开始实施，由一家独立非营利性机构 Canada Health Infoway 负责执行，机构成员由加拿大卫生部和各个行政区的卫生部门代表组成。加拿大各地区有一定的健康信息化基础，但总体上各地区的健康信息化水平不均衡，数据对接和业务对接不畅。促进各地健康信息化建设共同发展，统一数据标准，加强信息交流是 Infoway 计划的目标。EHR 建设是 Infoway 计划的重要部分，加拿大应用 EHR 的医疗机构逐年增加。另外，基于加拿大地广人稀的国情，加拿大的健康信息化建设更加注重对远程医疗服务的建设。在效益评价方面，Infoway 计划应用了多维度的评价指标体系，即从信息质量、系统质量、服务质量、使用意愿、使用满意度、可及性、产出等维度，综合衡量 Infoway 计划在信息平台建设、用户体验、健康产出和经济效益方面的绩效。

3. 英国

1972 年，英国建立起国家儿童卫生信息系统，这成为其卫生信息化建设的起源。1993 年，英国国家医疗服务体系（National Health Service，NHS）强调信息的安全与共享，并推行了"利用信息改善健康"的信息化战略。1994 年，英国开始建设 NHSnet，致力于接入全英国各医疗机构，形成一个覆盖全国的卫生信息网络。1998 年英国建立了信息管理局（IA），由 NHS 为国家健康 IT 项目（NPfIT）规划标准和进行建设，但因技术和资金问题进展缓慢。2002 年英国提出 NHS 国家信息化项目，决定用 10 年投入 62 亿英镑建立 NPfIT，建设规模庞大集中统一的电子化卫生保健服务记录系统并连接全国大量医师和医疗机构，但随后 NPfIT 项目缺乏评估机制、存在严重数据质量问题，导致巨额损失，被迫取消。NPfIT 项目的废止表明，过于集中统一而不适应具体情况且缺乏风险控制措施的信息化项目，可能会出现投入和成果不成正比的问题。2012 年，由英国卫生和社会保障信息中心（Health and Social Care Information Centre，HSCIC）继续维护和协调健康数据业务。2012 年，英国卫生部出台《信息的力量——让所有人都掌控所需要的健康和保健信息》，为英国以后 10 年的卫生信息化制定了行动指南。英国卫生信息化战略（2012～2022 年）任务目标见表1。

表 1 英国卫生信息化战略（2012～2022 年）任务目标

目标	任务描述
信息充分整合	信息共享的范围要跨越整个卫生和社会保监部门,包括机构内部和机构之间
提高卫生信息可及性	强调信息是健康档案的最基本要素,方便居民获取个人健康档案信息,帮助居民使用信息,使信息惠及所有人
统一信息标准	建设上下统一,能够确保数据安全、保密、可靠地跨系统传递的信息标准
电子健康档案建设	将居民电子健康档案逐渐发展成为改进医疗保健服务和信息检索的核心信息来源,支持服务质量测评,减少行政管理式的信息收集
打造信息透明和信息主导的文化氛围	增强医疗服务质量评估信息的开放性,提高卫生政策制定者有效获取和使用高质量卫生服务信息的能力,从而提高医疗健康服务的质量
利用卫生信息化提升卫生系统整体效能	利用信息技术建立一个符合国家标准、功能整合的信息平台,保证信息自由、安全、保密地在各系统之间传递,让医疗保健服务变得更加方便、可及、高效,提高卫生决策水平

资料来源：Department of Health，*The Power of Information*：*Putting all of us in Control of the Health and Care Information We Need*，2012。

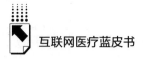
4. 澳大利亚

1993 年，澳大利亚开始制定全国性信息卫生策略战略规划。1999 年出台的健康在线（Health Online）计划是澳大利亚健康信息化快速发展的起点，随后推出了电子健康档案系统（Mediconnect）项目并在 2000～2004 年对电子病历进行建设。2004～2009 年继续实施健康连接（Health Connect）计划。2005 年成立了负责全国健康信息化建设的机构 NEHTA，推动各地电子健康（E-Health）发展策略的实施。

5. 法国

2002 年 3 月，法国颁布的关于患者的权利以及卫生系统质量的法律是法国健康信息化重要的法律基础。档案医疗系统（Data-Management Platform，DMP）的建设从 2006 年开始试点，但随后遇到发展不均衡、信息孤岛、管理方式和信息产品的差异化等问题，发展受到严重影响。为解决问题，法国分派财政、社会事业和信息机构等有关部门进行深入调研，最后在 2009 年成功重启 DMP 项目，并建立了政府机构 ASIP Santé 专门管理框架库（Reference Frameworks Repository，RFR），在远程医疗方面辅助 DMP 的建设。

6. 以色列

以色列分别实施了国家数字健康战略、数字健康 1.0 计划和数字健康 2.0 计划，建设国家健康信息交换平台（HIE）。在健康信息化建设中，以色列重视财政投入，从世界范围内的资金投入效率来看，以色列以较低的人均卫生支出实现了更高的人均寿命水平。以色列以卫生部为主导建设健康信息化体系。具体来说，以色列卫生部同时作为监管者、运营者、协调者和促进者、保险和医疗保健服务提供商四种角色参与建设，从多个维度实施国家数字健康战略，完成了医疗机构居民健康信息互联互通，国内电子病历基本覆盖全体居民的成就，并正在进行国家医疗健康大数据中心的建设。此外，以色列十分注重技术创新，利用生命科学产业和互联网行业的优势进行健康信息化的跨界融合建设。

（二）中国实践

1. 我国全民健康信息化发展阶段

从卫生信息化起步，我国的全民健康信息化从 20 世纪 80 年代至今，经历了四个阶段。

（1）发展起步阶段（20 世纪 80 年代至 2002 年）

我国的卫生信息化从 20 世纪 80 年代开始兴起。最初是医疗机构内部的信息化建设，其具体表现是利用计算机网络处理传统业务，如建立医院内部的管理系统和财务管理系统。1995 年，卫生部发文推进"金卫工程"建设，旨在应用计算机技术支持卫生系统信息化和国家卫生信息网的建设。

20 世纪 90 年代末，医院信息化建设从试点转向大面积推广应用，31% 的医院使用了网络化的信息系统，其中医生工作站系统和电子病历成为建设重点，相应的医院软件评审办法和标准也相继出台。同时，疾病控制、药政管理的卫生信息化开始发展。1997 年 12 月，全国卫生信息化工作会议通过了《卫生系统信息化建设"九五"规划及 2010 年远景目标（纲要）》，要求各地利用信息化来推进卫生事业的现代化发展。2002 年，卫生部出台了《医院信息系统基本功能规范》作为各级医院信息化建设和评估建设水平的指导文件。

（2）重点业务信息系统发展阶段（2003～2008 年）

2003 年"非典"，国家重点加强了传染病报告信息系统建设。同年，卫生部印发了首个全国性的面向各级卫生行政部门和各级医疗机构的规划性文件《全国卫生信息化发展规划纲要（2003—2010 年)》，提出加大投资力度并强化对卫生电子政务及信息标准的建设，区域级卫生信息化在此阶段出现。

（3）快速推进阶段（2009～2016 年）

2009 年，《关于深化医药卫生体制改革的意见》和《2009—2011 年深化医药卫生体制改革实施方案》（简称"新医改方案"）出台，要求建立资源整合、高效、共享、实时监管、透明公开的医药卫生信息系统以支持完善公共卫生服务体系和医疗服务体系的总体目标。2010 年，以"卫生信息化3521"作为总体框架和建设路线，我国卫生信息化建设快速推进。2016 年，国务院出台《关于促进和规范健康医疗大数据应用发展的指导意见》，提出顺应信息技术发展趋势，规范"互联网＋健康服务"的应用，推动健康医疗大数据在临床、科研、公共卫生、行业治理等领域的应用。

（4）新时代全民健康信息化阶段（2016 年以来）

在新阶段，人口健康信息化逐步向全民健康信息化迈进，全民健康作为优先发展战略，其顶层设计得到进一步完善。在 2016 年 8 月的全国卫生与健康大会上，习近平总书记指出"将健康融入所有政策，人民共建共享""努力为人民群众提供全生命周期的卫生与健康服务"。[①]同年，国务院印发《"健康中国 2030"规划纲要》，提出发挥科技创新和信息化的引领支撑作用、明确建设健康信息化服务体系的内涵。大力推进"互联网＋医疗健康"、智慧医院建设、健康医疗大数据、远程医疗、医疗人工智能等高新技术在健康领域的应用，开展卫生信息化建设。截至 2016 年，有 32 个省级行政单位和 44 所国家委属（管）医院与国家实现联通。2017 年，各省级区域内实现了各级信息平台的互联互通和覆盖，以提高医疗服务水平、满足多样化需求为目标的全民健康保障信息化工程启动。

---

① 《习近平：把人民健康放在优先发展战略地位》，新华网，2016 年 8 月 20 日，http：//www. xinhuanet. com/politics/2016 - 08/20/c_ 1119425802. htm。

2. 地区健康信息化建设经验

（1）上海市健康信息化建设

上海市 2003 年开展电子健康档案工作，2011 年正式启动基于电子健康档案的信息化工程，是国内第一个实现市区两级医疗卫生服务机构数据集成的地区。2006 年启动项目试点，2012 年启动全市拓展建设，2014 年实现三医（医保、医疗、医药）联动，五网（医保网、医联网、健康信息网、人口计生网、药品采招网）互通。在评价指标体系上，从区域卫生、医疗服务、公共卫生、新农合、药物监管、卫生统计多个维度建设评价框架。在全民健康信息化建设中，上海市充分利用了信息化基础优势和人才优势。在框架搭建方面，上海"1 + 19"平台架构和绩效评级体系架构富有大局观，为长期规划提供了科学指导。2018 年颁布的《关于进一步做好分级诊疗制度建设有关重点工作的通知》为上海市医疗信息化建设提供了政策指导，已基本实现不同医疗卫生服务机构的医疗信息整合。2019 年，上海市与江苏省、浙江省、安徽省签署三省一市卫生健康合作备忘录，推导健康信息互联互通，拓宽上海医疗信息覆盖面，推动长江医疗健康一体化发展。

（2）湖南省健康信息化建设

2010 年 8 月，湖南省安仁县开展了医疗健康服务和信息化相结合的试点工作，旨在建设覆盖全县，实现健康信息收集、信息资源整合、数据共享的卫生信息化体系，提高医疗服务的质量和便利性。2012 年，基于"十二五"对卫生信息化的规划，湖南省信息平台正式启动项目建设。湖南省选择 4 个试点地市和 15 个省部直医疗单位开展医疗健康档案和信息的共享试点。湖南省级信息平台的建设采取"1 + X"模式，"1"即建设 1 个省级信息平台，对接的"X"即 6 家省直医院和中南大学湘雅医疗共享平台、4 个试点地市的市级区域信息平台、其他已有的外部平台。湖南卫生信息化 3521 - 1 工程分三个阶段，第一阶段（2011 ~ 2012）是基础试点阶段，第二阶段（2013 ~

2014）是扩展阶段，第三阶段（2015 年以来）初步建立全省互联互通的健康信息化体系。在建设中，湖南省以平台接入为重点，首先建设全省信息化体系在数据和业务办理上的互联互通体系。在方式上采取先建设后对接、先试点后推广的方式。同时，湖南省在健康信息化建设中培养了一批计算机技术人才，为健康信息化建设做出了贡献。2019 年，湖南率先启动医保信息平台建设，成为全国首批医保信息化建设试点的 16 个省之一，并全面应用人工智能、云服务等新兴技术，开发医保大数据等功能。

（3）厦门市健康信息化建设

福建省厦门市是国内第一个成功建立区域卫生信息平台并正式投入使用的城市。厦门市民健康信息系统于 2007 年投入运行，并于 2014 年在全国率先创建了数字化市民健康管理和区域协同医疗服务模式，截至 2020 年，厦门建立的市民健康信息系统为全市 95% 以上的居民建立了全方位、全周期的终身电子健康档案，电子健康档案覆盖率超过 60%，实现了"五个统一"（统一的数字化工作平台、统一的医疗卫生专网、统一的数据中心、统一的市民电子健康档案、统一的市民健康卡）和"四个共享"（全市医疗资源、患者医疗信息、市民健康信息、政府管理信息的共享）。在建设中，厦门市健康信息化建设落实了以人为本的理念，以病人的需求和方便作为业务建设标准，解决了传统业务办理模式中部门的不协调和重复办事问题。

（4）武汉市健康信息化建设

武汉市与私营企业联合推出针对老年人群的健康管理信息化模式。在小区安置设备，支持老年人进行各项身体指标的自主测量，数据上传至后台后，由专业团队推出个性化医疗保健指导服务。在建设中，武汉市在针对特定人群的健康信息化建设方面进行了探索，对如何使其他弱势群体如儿童、残疾人等的健康信息化建设更人性化这一问题起到了启发作用。

（5）宜昌市健康信息化建设

宜昌的健康信息化建设主要始于 2013 年。湖北省卫生计生委办公室印发《关于开展健康管理试点工作的指导意见》，标志着湖北省健康管理的试点工作正式启动。2013 年宜昌被选为健康管理试点城市和智慧城市试点城市。同年，宜昌市出台了《加快智慧宜昌建设三年行动计划（2016—2018 年）》，指出以需求为导向，重视数据资源利用和智慧应用开发。宜昌以"一人一卡、一人一档、记录一生、服务一生"作为智慧医疗的重要目标，建成了健康管理大数据平台、电子居民健康档案体系并发放了健康卡（市民卡）。近几年，宜昌市进一步将云计算技术、软件研发技术等高新技术融入智慧城市和健康宜昌的建设中，在宜昌市第一人民医院进行了大量医疗信息化试点改革，并推出了"宜健通"App，进一步发展了服务功能更齐全、更关注整个生命周期、更个性化、更高效的健康信息化体系。

目前，宜昌市健康信息化建设已取得显著成效。在机构体系上，试点伊始，宜昌市成立了健康管理工作领导小组，组建宜昌市健康管理中心，增挂于市疾病预防控制中心下，同时成立市健康管理技术指导办公室，在健康管理专家委员会的技术指导下，负责全市健康管理业务技术指导的组织协调工作。其他相关机构包括宜昌市智慧城市建设办公室、市政务服务和大数据管理局、依托宜昌"智慧城市信息惠民工程"建设的宜昌市健康管理大数据中心、与腾讯合作成立的"健康大数据应用与安全联合实验室"等。宜昌市建立了集市健康管理中心、三级综合医疗机构、社区卫生服务中心于一体的"健康服务联合体"，以糖尿病、高血压、脑卒中等慢性病为主要防控任务。同时，宜昌市创新性地建立了以职业病为主要防控任务，健康管理机构、综合医疗机构、安监部门、企业单位"四位一体"的职业病"健康服务联合体"。

在建设模式上，宜昌市健康信息化形成了"政府主导、部门配

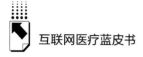

合、专业机构支撑、社会广泛参与"的多方协作体系。起初由宜昌疾控机构的领导推动健康管理改革和地方卫生事业的融合创新发展,其切入点是对结核病等疾病的统一信息化管理。宜昌健康管理改革的主要侧重点在于信息化的利用和对全民全生命周期的覆盖。宜昌市健康信息化建设的一大重要经验是信息化建设方(政府和医疗机构)同企业与其他社会资源平台合作解决技术问题。宜昌市相关部门和腾讯、蓝星公司、太平洋保险公司等企业进行合作,建设实验室并解决医保专网覆盖、数据共享交互等问题。此外,为了解决长期发展中的人才问题,宜昌市疾控中心定期举办健康医疗信息化培训班,对中心全体党员及中层干部与来自各县市疾控中心的信息化分管领导,健康管理科、城区各医疗卫生机构公共卫生科和信息科相关负责人及专业人员进行培训。

在数据库建设上,宜昌建设了数据种类高度完整且信息对接功能良好的数据库。宜昌市健康医疗大数据信息平台,能持续收集并动态更新围绕居民生命周期和卫生活动产生的所有数据。在市政府的统一协调下,其他部门与健康有关的数据也可以无障碍地在健康大数据资源库里进行整合,包括民政婚姻登记数据、空气质量数据、人社医保消费数据、公安人口登记数据等。此外,宜昌市健康医疗大数据信息平台基本实现接通覆盖宜昌市所有医疗卫生机构。

健康信息化在医疗机构改革中的应用是宜昌健康信息化建设的主要成果。2017年,"宜昌市互联网+公共卫生服务项目"获得全国卫生信息化应用大赛优秀奖。2019年中国卫生信息技术/健康医疗大数据应用交流大会上,宜昌市第一人民医院被评为"四级甲等"医院,成为宜昌首批信息化建设"四甲"医院。该医院通过共享三峡云计算中心硬件资源,依托三峡云计算中心提供管理与服务,充分打通各个医院之间的"信息孤岛",使区域医疗信息化或更大范围内的医疗信息互通互联成为可能。同时,宜昌市实现了双向转诊信息化,建立了全国首个地市级分级诊疗服务系统——健康之路无边界医疗服务平台。

同时，宜昌市积极推进"互联网＋医疗健康"模式。2018 年，为响应国家《关于促进"互联网＋医疗健康"发展的意见》，宜昌市人民政府、宜昌市卫计委、宜昌市智慧办、腾讯公司联合开发了"互联网＋医疗健康"一期项目，推出了"宜健通"App。"宜健通"App 运用了小程序、可视化、AI 大数据等技术，实现了医疗信息互通、医疗资源覆盖、线上线下健康服务智慧化、精准化、一体化。"宜健通"App 以居民个人电子健康卡为载体，有效降低管理成本，提高就医效率并为居民提供智能的实时健康状况监测和健康自查服务，满足了人民日益多元化的健康需求。

（6）镇江市健康信息化建设

镇江市是 2009 年国务院确定的 16 个新医改试点城市之一。镇江市采用统一规划、招标、管理、互通、实施的方式建设以居民健康档案和电子病历为核心的信息系统。在建设方式上，由两家三甲医院各带领一部分其他医院和医疗机构的方式成立两大医疗集团，开始健康信息化建设。在建设中，镇江市以对新医改的探索为出发点对健康信息化进行建设，采取了以医疗机构为主导整合医疗信息资源的横向发展模式。

（7）佛山市健康信息化建设

佛山市的信息化建设分三个阶段，第一阶段（2008～2010）建中心打基础，第二阶段（2010～2012）扩大范围并拓展业务应用，第三阶段（2013 年以来）建设业务联动机制。佛山市区域信息平台建设的成果主要在便民业务方面，建成了"有佛山健康卡、有佛山智能健康网、有电子健康档案、有电子病历、有预约挂号平台、有'三好一满意'就诊评价，实现区域卫生信息的互通共享"的"六有一共享"业务体系。佛山市地处广东省珠三角腹地，在国内具有很强的地理优势、理念创新优势和经济活力。同时佛山市还利用国家"卫生信息资源规

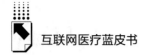

划"试点这一有利条件，为健康信息化工程提供了强有力的保障。

（8）新津县健康信息化建设

新津县基于当地实际情况，将缩小人群的健康水平差异作为健康信息化建设的主要目标。在社区内将基本医疗服务和预防接种服务作为首要建设目标。新津县在地理上靠近成都市，2006年被确立为成都市关于"基层医疗卫生机构规范化建设"的试点县之一，2008年开始投入资金，整合全县医疗资源并进行数据库建设，2010年项目全面完成，县内基层医疗服务水平显著提高。四川省新津县的信息系统建设为医疗资源分布不均衡地区的健康信息化建设起到了示范作用，用远程医疗等信息化手段扩大优质医疗服务的覆盖面，用健康信息化建设取代了以往传统的医疗资源强制分配。

（三）目前我国健康信息化建设投入模式存在的问题

1. 健康信息化建设公共资金投入不足，管理机制不够完善

各级政府对健康信息化建设的投入不断加大，但与我国当前健康信息化建设的资金需求相比，公共资金投入不足且投入渠道单一，并普遍缺乏稳定持续的资金投入。政府资金投入也具有明显的地区差异，如东部沿海及北京、广州等地或者部分"基层医疗卫生机构管理信息系统"试点省份的基层医疗健康信息化建设投入资金多，配套措施到位，区域健康信息化发展较快。相关研究得出了类似的结论：信息化资金投入与所在地区经济发展水平具有正相关的关系，而且区域不平衡的现象有增加的趋势。相对应，部分经济欠发达省份能够完全满足信息化功能的系统寥寥无几，阻碍了全国基层健康信息化的建设。[①]

---

① 兰富强等：《我国医院信息化投入和人员配备公平性分析》，《中国卫生信息管理杂志》2017年第5期，第717～721、736页。

我国健康信息化建设中各级政府投入资金的运营维护机制也还不够完善，缺少鼓励社会资本参与的激励机制，尤其是在政府财政投入不足的情况下，社会资本可以有效填补资金缺口。健康信息化建设除了在前期建设服务器、数据库、系统平台时需要资金投入，后期的运营维护、软件升级等也需要稳定持续的资金投入和政策支持。另外，健康信息化建设涉及多领域，需要多部门合作，如果缺乏社会力量的监督，可能会导致政府部门建设积极性不高，产出一些低配置的信息化平台，造成有限的健康信息资源的极大浪费，不利于健康信息产业和市场的良性发展。虽然我国近年来出台了一系列政策法规鼓励社会资本参与健康信息化建设，但是健康信息化领域的政企合作模式还处于探索中，尚未形成完善的管理合作机制。

2. 健康信息标准体系不统一，缺乏顶层设计

我国目前的健康信息化发展走的是需求驱动的路线，[①] 健康信息系统多是为了满足特定领域的业务需求而构建的，属于相对封闭的系统，不同系统之间难以实现信息的共享和互通。吕欣航、陈荃等人的研究表明，在横向信息共享方面，如果需要完全覆盖 17 个功能，15.66% 的机构使用 7~10 个系统可以做到，8.79% 的机构需使用超过 10 个系统，"信息孤岛"现象普遍存在。[②] 上述现象表明我国缺乏完善统一的健康信息标准体系和顶层设计。

健康信息标准是健康信息化建设的基础，健康信息标准的缺乏会给健康信息系统之间的信息共享和互通带来极大的不便，严重阻碍我

---

① 王坤等：《我国公共卫生体系建设发展历程、现状、问题与策略》，《中国公共卫生》2019 年第 7 期，第 801~805 页。

② 吕欣航等：《基层卫生信息化建设现状分析及思考》，《中国数字医学》2019 年第 4 期，第 2~4、11 页；陈荃等：《我国区域人口健康信息化评价体系构建与指标筛选》，《中国卫生信息管理杂志》2018 年第 3 期，第 278~282、296 页。

国健康信息化建设的进程。近几年来，我国逐步重视起健康信息标准体系的研究和制定，参与健康信息标准研究和制定的管理机构日益增多，研究方法逐步改进，标准体系逐步完善。当前我国健康信息标准已经取得了很大的进步，但仍存在一些问题。首先，虽然我国已经开发出了包括基础类、技术类、数据类、管理类等在内的250余项健康信息标准，但是以推荐性标准为主，强制性标准仅有90余项；其次，我国尚未对健康信息标准的使用出台具体、明确的奖惩措施；最后，我国健康信息标准的研究起步较晚，研究领域范围也比较小，现有的健康信息标准无法满足健康信息化发展的需求。这些问题导致我国的健康信息标准虽然存在，却未得到广泛使用。

目前，卫生行业系统在技术规划、基础保障、信息资源规划等方面存在严重的各自为政现象，缺乏顶层设计。顶层设计是运用系统论的方法，从全局的角度对某项任务或某个项目的各方面、各层次、各要素进行统筹规划，以集中有效资源，高效快捷地实现目标。我国健康信息化系统大部分是基于行业纵向构建的，极少比例的系统能够做到统筹规划与顶层设计。全国医疗卫生服务系统厂商有2000多家，大部分企业提供的信息系统采用的方法、标准、规范和流程不统一，导致各系统相互独立，难以整合，无法形成有效的信息联通机制，使得分散在各机构中的健康信息资源得不到有效共享，制约了健康信息化建设的进程。

3. 信息技术专业人才短缺，综合素质参差不齐

信息技术人才作为健康信息化建设的主力军，他们的综合素质和专业水平决定着健康信息化建设的成败和可持续发展。《2018—2019年中国医院信息化状况调查报告》显示我国大部分医院信息部门全职职工数量在10人以下，占样本量的比例为65.4%。医院信息技术部门负责人的学历以本科学历为主，硕士及以上学历仅占24.61%。这表明我国健康信息化行业具有人才数量短缺和学历偏低等问题。虽然我国已经形

成了包含专科、本科、研究生及继续教育在内的多层次的信息技术人才培养制度，但是并不足以填补卫生技术人才的巨大缺口，尤其是既掌握信息技术又了解医学知识和医院流程的复合型信息技术人才缺口。张爱超等人的研究表明我国基层医疗机构信息技术人员配备不足且不同地区间信息技术人员分布不均衡，其中能完全满足信息化工作需求的医疗机构仅占5.06%。[①] 此外，我国健康信息技术人才的培养机制仍存在改进空间，例如部分高等院校虽然开设了相关健康信息专业，但其教学内容与实际工作有较大差异，需要进一步完善教学模式，培养出高质量的健康信息技术人才。

四 政府与社会在全民健康信息化建设中的投入领域和投入方式

（一）投入领域

2016年《"健康中国2030"规划纲要》提出，建设健康信息化服务体系具体包括建设统一权威、互联互通的人口健康信息平台，创新互联网医疗服务模式，基于信息平台开发应用体系，加强法律法规的立法和修订等。2017年，国家卫生计生委出台了《"十三五"全国人口健康信息化发展规划》，对"十三五"期间的健康信息化建设进行部署，规划了全民健康保障信息化工程、健康医疗大数据应用发展工程、基层信息化能力提升工程、智慧医疗便民惠民工程、健康扶贫信息支撑工程五大重点工程，重点推进对平台、业务应用系统与协同应用、基础资源库建设与开放共享、标准与安全防护体系的建设。

---

① 张爱超等：《我国基层医疗卫生机构信息化人员配置及培训现状》，《实用心脑肺血管病杂志》2019年第3期，第14~18页。

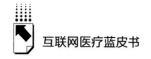

基于我国的信息化发展历程和信息技术应用背景，全民健康信息化发展框架模型已初步形成，即以人民健康为中心，以区域卫生健康信息化为基础，充分运用人工智能、健康医疗大数据、5G、区块链等新技术，创新服务模式，提高健康业务水平和医疗服务质量。考虑到我国健康信息化的发展特点和政策走向，有以下重点投入领域。

1. 建设全民健康信息基础设施

信息统计和信息交换领域的建设提供了全民健康信息的当前状态和区域间的横向比较，能帮助政府了解民生状况，衡量医改项目的健康产出，考评当地政府工作和医保项目的绩效，并为制定下一阶段的政策目标提供依据。大健康数据能对医疗卫生进行实时监管，提供及时、准确的数据，提升政府、行业和社会对公共卫生安全和医疗机构运行状况的监管质量和监管效率，有效减少政策时滞。在公共卫生决策领域，通过对全民健康信息的数据挖掘，能更迅速地定位民众在公共卫生、环境问题等公众健康方面的需求。通过全民健康保障信息化工程的应用，政府和公共卫生机构能做出更科学的监测预警决策、趋势分析决策、突发卫生事件应急决策，例如，新冠肺炎疫情暴发后，以健康码和病人活动轨迹的流行病学调查为代表的健康信息化产物，很好地应用于疫情防控和对经济重启工作的指导当中。

我国对健康信息化建设的财政支持力度不断增大。从 2010 年起，我国选择部分中西部地区及试点省进行投资，医改信息化项目投入高达 95 亿元，为健康信息平台建设提供了资金支持。2017 年，国家发展和改革委员会批复了全民健康保障信息化工程一期项目，投资 3.4 亿元用于国家级信息化平台建设；国家卫生计生委批复了 32 家委属（管）医院的信息化建设项目，投资 3.1 亿元用于建设互联互通信息集成平台、临床数据中心等。2017 年，国家发改委、国家卫生计生委印发了《省统筹区域全民健康信息平台建设总体方案并开展项目申报工作的通知》，要求进一步增加各级区域健康信息平台建设的资金投入。

为实现业务协同和多方协作，推行医疗服务改革，提升医疗服务效率，国家级、省级医疗信息化平台建设进程不断加快，平台互联共享的理念逐渐普及。我国的健康信息化建设已经取得显著成果。截至2019年，已有30个省区市的区域健康信息平台支持便民服务和业务协同，19个省份依托互联网或专网建成省统一规划的远程医疗网络平台，6376家二级以上公立医院接入信息平台。国家级全民健康信息平台实现了与人社部、公安部、国家税务总局和国家市场监管总局等部委的数据交换并开展地区实践，例如，建立了江苏南通跨区域看病就医协同试点。截至2019年，全国已成立158所互联网医院，161个地级市实现区域医疗机构就诊"一卡通"。

2. 发展"互联网+"、大数据、物联网、人工智能等新型信息技术

医疗大数据、远程医疗、健康云服务、智慧医疗、人工智能、数字医疗等新型信息技术的使用为资源数据库带来了新的数据形式，更为全民健康信息平台的业务建设提出了新的方向和要求。新型信息技术在健康信息化体系中的主要应用是拓宽健康信息服务渠道、提高信息医疗服务质量，因此对原有的六大业务系统的建设、数据共享能力、信息技术水平提出了更高的要求。我国新型信息技术应用的具体建设内容有向居民和其他需求者远程推送电子健康档案、专家远程诊疗、个性化健康管理、患者自助体检和服药管理、医疗大数据挖掘、公共卫生智能监测和预警、大数据支持医疗卫生决策等。新型信息技术的普及不仅依靠财政资金的投入，更以社会观念的进步为前提，政府和医院应牵头向社会推广新的健康感知理念、新的治疗方式，让社会习惯于接受更数字化、信息化、精准化的医疗服务，积极推动建设健康物联网等工程的数据收集和应用普及工作。

2017年《"十三五"全国人口健康信息化发展规划》指出要重视健康医疗大数据及技术的应用，例如构建"互联网+健康医疗"

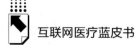
服务新模式、打造信息化助力分级诊疗就医新秩序等。同时还提出了五大重点工程：全民健康保障信息化工程、健康医疗大数据应用发展工程、基层信息化能力提升工程、智慧医疗便民惠民工程、健康扶贫信息支撑工程。随着大数据、人工智能、云服务、物联网、"互联网＋"和5G等新一代信息技术的快速发展及在医疗行业的运用，全民健康信息化进入综合提升与创新发展阶段。以患者为本，创新服务模式，优化服务流程，优化区域医疗资源配置。李克强总理、孙春兰副总理、国家卫生健康委马晓伟主任均提出，大力发展"互联网＋医疗"，提供更高质量的医疗服务，解决人民群众看病难的问题。未来随着新一代信息技术的快速发展，健康医疗将获得更多技术支撑，全民健康信息化建设将得到有效推动，并真正应用到实处。例如，人工智能为诊疗提供更自动化更精确的参考，辅助分级诊疗，优化医疗资源配置。云计算技术为平台的建设和数据挖掘提供了更高效更节约成本的解决方案。数据挖掘和分析为临床决策、慢病管理、科研、政策实施、公共卫生突发事件预警等提供数据支持。5G技术和远程医疗结合，能有效扩大优质医疗资源的覆盖面，通过给予答疑甚至手术支持解决疑难杂症。精准医疗则能满足更多个性化、长期化的健康服务需要。

3. 完善体系：全民健康信息标准体系和网络安全体系

在健康信息化起步时期，1997年的全国信息化工作会议就要求"加强规范化管理，将法律、法规、规章、信息技术规范及各项标准作为信息化建设的基本保证"，要求抓紧急需信息标准的制定，有计划、有步骤地确定卫生信息标准体系，我国的信息标准体系进入探索阶段。2006年，经卫生部批准，第五届全国卫生标准委员会下设首个专业委员会：卫生信息标准专委会。此后卫生信息标准工作进入更加规范、快速发展的阶段。2014年7月，国家卫生计生委印发了《国家卫生标准委员会章程》，明确规定了国家卫生标准委员会的职责。截至 2020 年 8 月，国家卫健委现行有效的信息标准为 227 项，全民健康信息标准体系初步形成。

加强信息安全体系建设，包括物理安全建设、网络安全建设、主机安全建设、应用安全建设、数据安全建设等，分别通过对设备环境、网络防火墙和漏洞扫描、访问控制和传输加密、数据备份的建设全方位保障数据安全。保证健康信息的保密性、完整性和可靠性，确保健康信息资源安全。

4. 创新服务模式，提升服务能力

健康信息化建设坚持需求驱动，健康信息化的发展始终基于对健康服务、深化医改协同推进、惠民便民的需要。近年来，随着互联网技术、移动终端等技术广泛应用，信息平台逐步开设政务服务、"互联网＋"等更加丰富的健康信息服务。基于电子健康档案和电子病历建设和互通，实现了对居民全生命周期健康信息的记录，居民可以随时自助查阅个人健康档案。电子健康档案联通后，公共卫生服务得以更有序地开展，建立了慢性病管理网络，实现了集数据统计、疾病检测、健康状况跟踪、健康管理于一体的服务体系。分级诊疗信息系统全面建成后，患者在不同医院就诊时，医院能便捷地查阅患者历史就诊信息和个人资料，实现检查结果互认，以及健康卡、医保卡、就诊卡等多卡通用的结算方式。

未来服务模式的创新主要体现在医疗健康服务、医院管理和政府监管方面。医疗健康服务的未来发展趋势是增加健康服务的持续性、可及性和精准性，并用更加智能的方式提高医师的工作效率以及对特殊人群的关怀。医院管理的发展趋势是更精细化，数据的应用能更好地核算和评价一个医疗过程或者医院管理者的绩效。通过综合分析居民体检数据、患病史、诊疗史、用药史等，为居民提供精准化、智能化、可及性强的健康服务。开展智慧医院建设，实现医院在治疗手段和管理机制上的精细化和智能化，降低临床诊疗失误率、提高医院工

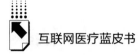

作效率和服务质量。未来全民健康信息化对政府的服务方式是提高政府决策的科学性，为监管、决策和预测风险提供更可靠的依据。未来，全民健康信息化将会融入社会生活方式，并把服务模式从传统的治疗疾病转变为为每个居民终身提供无微不至的健康关怀。

5. 业务系统建设和应用

全民健康信息化建设的最终目标是为公众提供更优质便利的全民健康信息服务并提升公共卫生决策水平以提高全民健康水平。因此，统筹建设六大业务系统并不断扩展其应用是我国现代化健康信息化建设的重点和未来方向。国家卫生和计划生育委员会、国家中医药管理局《关于加快推进人口健康信息化建设的指导意见》（国卫规划发〔2013〕32号）正式提出统筹建设和深化涵盖卫生计生各项业务领域的公共卫生、计划生育、医疗服务、医疗保障、药品管理、综合管理等六大重点业务应用系统。

中国的公共卫生系统起步于20世纪80年代中期建设的法定传染病报告信息系统。20世纪90年代到2003年进入快速发展阶段，信息系统发展为包含"国家疾病报告信息管理系统""业务报表信息系统"等多方面的公共卫生信息系统。2003年后，针对信息交换不畅、不及时的问题，我国开展了有针对性的有序建设。"十二五"期间，新型技术应用被纳入公共卫生业务系统领域的建设中。

以《"健康中国"2030规划纲要》为依据，我国的业务应用将围绕普及健康生活、优化健康服务、完善健康保障、建设健康环境、发展健康产业等方面展开，提高业务服务能力，加强业务系统管理，规范业务监督，促进健康服务水平提高。

（二）投入方式

1. 政府主导

《关于加快推进人口健康信息化建设的指导意见》指出，健康信息化建设的总原则是"制度先行、统筹设计、强化应用、互联共享、业务协同"。按照国家总体布局和标准，上级文件和当地结合区域实际情况出台的指导文件相结合，共同构成全民健康信息化的顶层设计，分阶段执行，最终实现标准统一、互联互通、功能完善、覆盖全社会的全民健康信息化系统。在执行过程中，我国主张整合资源以减少部门间的协调成本，先保障基础业务建设，后建设高新领域，在条件成熟的前提下有序推进信息共享和全面推广。

我国不同地区的医疗资源和信息系统建设情况不同，进行健康信息化建设投资的方式有差异，因此不同地区的健康信息化建设适用的模式也不同，有三种常见的建设模式。

以机构为基础的模式。此模式适用于相关事业具备稳定投资，医疗资源和人才资源较丰富，区域健康信息化水平有一定基础的地区。事实上此类地区往往也是经济水平较发达的地区，如沿海地区。此模式下卫生机构先开展内部信息化建设，当各区域健康信息化水平达到较高程度时，再采用统一的标准进行整合，着重建设机构间的数据标准统一和数据交换功能。

以业务为依托的模式。此模式适用于某方面实际健康相关业务办理体系较完备的地区，例如新农合落实较好的地区。此模式依托已存在的具体医疗健康业务，先由政府部门牵头串联各级部门的信息业务系统，将各个业务融合，率先构建实用的信息平台和办公体系。同一政府管辖内的整合相对容易，维护成本较低，而且有较多有实践经验的基层人才。此模式在前期进展较快，后期在设计前沿领域的健康信息建设、区域间整合和信息交换方面容易遭遇困难。

以信息平台为核心的模式。此模式适用于缺乏信息化建设基础的地区，此类地区多有数据缺失、业务不规范问题，上级部门主导的健康信息平台是该类地区主要的规范平台，因而是该区域健康信息化的理想出发点。随后以规范的信息平台为起点，向其他机构进行辐射。

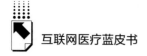

此模式的缺点在于，由于地区本身的信息化基础不足，许多机构和业务的信息化进程需要大量从无到有的建设工作，其总体周期、成本和工作量较大。

2. 政府与社会资本合作

2016年"十三五"规划纲要明确指出，在医疗领域采用 PPP（Public-Private-Partnership）模式不但可以增加和提高医疗服务和产品的供给数量和质量，还可以有效调节医疗的供给需求，解决其与供给数量和质量不匹配的矛盾。PPP 是政府部门与社会资本共同参与的多样化合作模式，其目的是让社会资本参与提供公共产品和服务，作为政府投资和项目建设的重要补充，缓解传统单一供给方面临的供给失衡问题，提高公共产品与服务的供给效率，以达成预期社会经济效益和社会资本利益之间的最优均衡。与传统的政府主导体制相比，PPP 模式能调动私营部门的资金力量参与全民健康信息化建设这一大工程，有效减轻政府的财政压力，分担政府的金融风险，建成的新项目也能为社会企业开辟新的可靠的投资渠道。

我国现实行的 PPP 模式可以分为三类。一是外包类，是指政府拥有公共资产的所有权，将公共资产的运营职责委托给社会资本或项目公司，主要包括系统建设及运营维护、数据传输、数据备份、技术咨询等。社会资本一般通过政府支付的管理费用盈利。如崇州智慧医疗项目由政府部门和社会资本共同建设，私人部门负责平台系统的运营维护，崇州市政府每年支付给私人部门上年 GDP 的 2‰作为管理费用。二是特许经营类，是指建设完成的公共产品项目的所有权暂时被政府部门有偿转让给社会企业，并由社会企业负责运维和提供服务，合同期满后，企业将所有权归还给政府。三是资产剥离类，社会资本投资、建设或全额购买现有公共资产，在保证公共资产的公益性的前提下永久拥有所有权和经营权。

随着越来越多的社会资本参与健康信息化建设，我国健康信息化也在快速发展，对我国社会资本参与健康信息化建设的典型案例进行分析，可以将社会资本分为三类：智力资本、物力资本及财力资本。

　　智力资本主要包括各类社会组织，如高等院校、科研部门、各类医疗行业协会。他们主要通过数据分析、文献综述等方法为政府提供建议，为其他社会资本提供数据支持，制定信息标准。智力资本是健康信息化建设的基础，通过知识为健康信息化建设提供理论指导。例如上海医学影像信息集成协会（IHE-China）是由中华医学会放射学分会、中国生物医学工程学会等 6 个单位于 2007 年 8 月 18 日联合成立的，IHE-China 构建的信息化技术规范和框架，提高了信息系统的稳定性和互操作性，为医院信息管理系统的长久发展夯实了基础。中国医院协会信息管理专业委员会是一个全国性的非营利学术组织，其主要工作是制定相关医院信息标准管理规范与制度，举办国内外医院信息技术学术交流活动，培养高层次医院信息管理人才，从而推动我国健康信息管理事业的发展。

　　物力资本包括各类传统信息技术服务厂商提供的健康信息化软硬件、基础设施以及医疗信息储存平台。2018 年 4 月百度推出了"灵医智慧"，以知识中台、AI 中台、医疗智能为基础，围绕疾病筛查、诊断、管理三个医疗环节，推出一体化的解决方案，优化医疗行业优质资源配置，推动健康信息化建设。东软医疗研究开发出分级诊疗服务平台和互联网医院监督平台，并联通区域健康信息平台，实现了平台间的业务协同和指标化监管，促进了医疗机构间的数据共享。

　　财力资本主要包括社会组织、投资机构及金融机构提供的用于健康信息化建设的资金和金融服务。这类社会资本不单独参与健康信息化建设，一般通过与智力资本或物力资本合作，为其他社会资本提供资金支持。

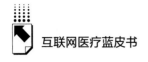

当前我国在全民健康信息化进程上的 PPP 模式还存在标准和制度不全、技术创新不足和缺少专业人才的问题。虽然我国在加大政府和民营部门的资本合作规模，但配套的法律和制度体系没有完全跟上，对 PPP 模式下项目的立项、招标、融资、签约、运营、维护、产品价格管理、产品质量等缺乏严格统一的规范措施，一系列关于 PPP 模式的更具体的指南和方案尚待出台。此外，PPP 模式的应用高度依赖国内现有的信息技术水平和专门人才资源的存量。我国目前缺乏技术创新，缺乏对世界前沿 IT 技术迅速应用的能力，还需要大力引进更多的信息技术和医疗健康专业的复合型人才参与建设。

（三）对健康信息化建设不同阶段和领域的投入规模的衡量

可以通过对结果导向思维的应用和绩效评价体系的建设在长期和中短期内指导政府和社会对各个领域健康信息化建设的投入。

在长期内，需要投入多少应由最终的全民健康信息化预期目标决定。我国总体上致力于建设地域上覆盖全区域、人口上达到全民参与的健康信息化体系建设。进行全民健康信息化建设，一是显著提高现代医疗体系对居民的医疗卫生服务水平，将挂号、就诊、病历建档、缴费等业务全面实行电子化；二是为科研工作建设完备精确横向可比的区域健康信息数据库；三是为了在公共健康方面建立可支持科学监管和决策的平台体系；四是建立能及时将国家前沿 IT 技术应用于现代化医疗模式中的健康信息化体系。在长期内应审视当前我国健康信息化的水平和理想水平的差距，不断修正投入计划。

在中短期内，要解决全民健康信息化建设投入应从何处起步，在什么领域投入，投入多少等问题，首先要做好对健康信息化建设工作的绩效评价体系的搭建。对绩效评价工作的结果善加利用，引入市场竞争机制，优化资金和其他被投入资源的配置，并指导下一阶段的投入量和投入领域，实现不断动态调整投入。

1. 基于信息化建设阶段的分级绩效评价体系

分级绩效评价体系以健康信息化的发展维度和发展进程作为分级依据，将健康信息化的建设时期和维度进行分解处理。该模型将健康信息化等级分解为五级，建设维度也分为五个维度，在不同建设阶段预设五个维度应达到的水平，研判区域当前健康信息化所处的等级，然后对当前的健康信息化建设进行评估，看其是否达标。图1为五级发展阶段的判定依据，图2描述了五大维度的等级以及各等级和五级发展阶段的对应关系。

一级。 资金完全依赖政府收入。覆盖部分医院和全部公共卫生机构，具备门诊预约、检查结果网络查询等功能。	**二级。** 政府按照绩效提供补偿，建设区域人口健康信息化中心，覆盖范围扩大到全部二级、三级医院，为区域居民建档立卡，定期自动化上报人口健康信息。	**三级。** 机构间业务合作落实，数据信息标准统一交流无障碍。能对健康数据库进行数据分析，并实现远程医疗和自动监测预警功能。
四级。 资金部分从平台营收获得，能应用个性化医疗、物联网等新型技术，为政策制定提供有效数据支持。	**五级。** 资金基本实现营业收入自给自足，不依赖政府财政扶持。能应用人工智能、云计算等高尖端科技，全体居民获得优质全面便捷的医疗服务。	

图1　健康信息化五级发展阶段的判定依据

资料来源：梁力凡等：《区域人口健康信息化建设分级模型初探》，《中国卫生信息管理杂志》2015 年第 4 期。

分级绩效评价体系的优点在于，使全民健康信息化这一宏伟目标的实现更加具体可靠，为建设者对自己所在阶段的研判和各个维度的发展方向提供了依据，便于各个阶段的建设者发现短板，从投入趋势上解决什么领域应该多投入的问题。该体系的局限性在于，没有具体的数据指标，分析者只能对当前的健康信息化建设局面做出"有还是没有""好还是不好"的主观性判断，缺乏具体数据指标的问题在一定程度上模糊了实际的绩效水平。

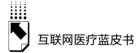

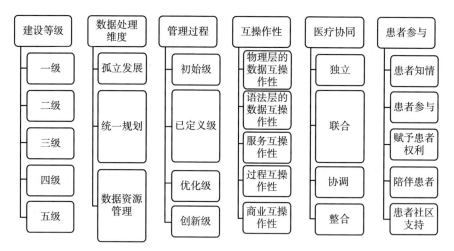

图2　五大维度的发展等级及其同五级发展阶段的对应关系

资料来源：梁力凡等：《区域人口健康信息化建设分级模型初探》，《中国卫生信息管理杂志》2015年第4期。

2. 区域健康信息平台的评价体系

目前，为衡量区域健康信息平台的建设状况，我国设置了相应的评价对象和维度（见表2）。

表2　我国区域健康信息平台的评价对象和维度

评价对象	评价维度	具体考评对象
平台建设保障体系	组织保障、资金保障、制度保障、人员保障、发展规划	信息化工作领导小组的结构和组织能力、短中期信息化建设规划、资金投入机制、项目管理机制、人才配许机制、人才队伍结构等
区域健康信息化基础建设	基础设施、业务生产系统、信息标准规范、信息安全	数据中心机房建设水平、数据中心软硬件水平、区域健康网络建设水平、基础医疗和公共卫生业务生产系统机构覆盖率、信息安全水平、隐私保障水平
平台技术框架	平台功能、平台技术架构	是否提供注册服务，电子健康记录的整合、管理、调阅，协同服务水平，数据储存架构，数据交换架构

续表

评价对象	评价维度	具体考评对象
平台数据	数据交换、数据质量控制	基本医疗业务和公共卫生业务接入平台状况、跨区域跨行业数据采集业务、数据共享情况、电子健康记录数据的信息关联率
平台服务质量	卫生服务应用、卫生管理应用、居民服务应用	平台业务开展数量、临床服务应用中是否支持双向转诊服务和远程医疗服务等、居民是否可获得居民自我健康管理应用服务等
平台应用情况	服务范围、服务对象、服务应用频次	平台服务范围、对象、频次和服务的生命周期、机构和用户的平台应用意愿
平台应用满意度	医务人员、管理人员、居民、患者	针对不同人群的满意度调查、量化打分、个人深入访谈、焦点小组讨论
平台建设效益	机构效益、社会效益、经济效益	医务工作者的工作时间和效率、患者的检查和用药是否存在重复、是否提高临床诊疗和公共卫生决策水平、是否提高居民的健康知识水平和健康自我管理水平

资料来源：孟群主编《区域人口健康信息化建设与发展》，人民卫生出版社，2014。

3. 全民健康信息化评价的指标体系

全民健康信息化评价指标体系的构建有两个关键要素：指标认同程度和指标权重。由于评价指标需要具备科学性、公认性和横向可比性，因此应把认同率高的指标作为全民健康信息化评价指标的核心。指标认同程度的确认通常邀请专业人士，使用德尔菲法，对入选指标进行几轮反复筛选，最终获得一批争议度小、共识度较高的评价指标。在整个全民健康信息化评价指标框架中，对不同领域建设水平的指标权重的确认则直接关系总体评价结果的科学性和评价结论。

当前，我国的全民健康信息化评价维度被分为六个：信息资源建设、信息化基础设施、信息技术应用、信息化筹资、信息化人才和信

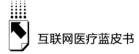

息化政策、规划与标准。经过研究，在我国共识度较高的指标有区域电子病历数据库建设率、区域电子健康档案数据库连接范围、区卫生服务站/村卫生室计算机普及率、主要业务信息系统建设率、基层业务信息系统功能完整度、基层业务信息系统功能使用情况、区域电子健康档案共享情况、业务信息系统与区域信息平台联通范围、建设资金纳入常规预算情况、运维资金纳入常规预算情况等。这些指标的认可度高，变异系数较小，其科学性和准确性得到专家较高的共识。我国的评价指标体系中也存在有争议的指标：医疗服务机构开放挂号情况、投资规模的建设资金与同时期卫生总费用之比、信息化人才的配备、人才结构以及人才保障、规划落实与评估情况等。这些指标的变异系数较高，专家对这些指标是否能准确反映信息化建设水平及其在该领域的代表性存在争议。另外，对指标权重的确定，我国总体也采用德尔菲法，但是在给分设定和专家意见如何量化的问题上依赖模型设定，得出的权重结果有一定区别。

4. 基于问卷调查的全民健康信息化评价体系

通过定量调研的方法，在国内抽取省市，进行问卷调查，通过收回的调查结果分析不同地区的健康信息化事业的财政投入状况、业务覆盖率和健康信息化建设中的难点。根据研究，从财政投入角度，我国东部健康信息化建设资金来源主要是省（市）级财政，我国西部健康信息化建设资金来源主要是国家级财政。从平台建设角度，我国健康信息平台对"支持跨机构信息共享"和"支持数据挖掘分析"的功能实现率最高。从业务的信息化覆盖角度，"传染病及突发公共卫生事件处置"和"预防接种"的业务信息化实现率最高。在健康信息化建设的难点痛点上，比较突出的痛点是"部门间协调困难、资金不足和缺乏专门人才"，其中西部地区对资金不足问题的反响更强烈，东部地区对相关标准不完善、部门间协调存在困难等问题的反响更强烈。

五 对策建议

（一）完善顶层设计，制定相关法规和数据标准

针对我国在信息系统运维和监管方面法律法规的短板，建议出台数据和系统、权责关系相关的法律法规。对于我国在解决信息化建设资金方面问题的顶层设计，目前我国投入政策主要是决定投入的领域，建议后续出台关于"投入的绩效评价、资金安全监管、投入基金的风险控制、下一期项目投资的分配和拨付"的具体政策法规。

为避免在全民健康信息化建设过程中产生信息孤岛问题和数据对接问题，应预先出台更详细的数据标准，对信息平台和专门机构的建立应出台更规范的指南。数据标准和专用术语的制定既要符合我国国情以便于收集和应用，又要尽量与国际标准接轨。对试点项目在何种情况下以何种手段开展推广的问题，应设置具体的研判规范。建设中设计政府和私营部门合作的，对招标流程、质量监督、违约处罚等情况应出台具体的法律文件。在制定法律时以人为本，对数据安全、隐私安全问题的处理出台相关法规。应着重建设不同机构间交叉业务的操作标准，在保证业务流程规范安全的前提下，为人民办理业务、获取医疗服务、查询档案提供方便。在我国三大数据库和六大业务的总框架下，采取先调查后制定规章的方式，划分具体的情景，为全民健康信息化建设中的细小实际问题提供权威规范的操作指南。

（二）发挥政府主导作用，鼓励社会资本参与

在全民健康信息化建设过程中，美国、加拿大、日本等国家均采

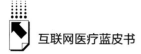
用以政府为主导，多方社会力量参与的组织管理模式。① 政府部门的工作重心集中在全国健康信息化建设政策制定、统筹规划信息标准制定和数据共享以及协调调动各社会资本的积极性上。社会资本参与制定信息系统联通的信息标准，为政府提供政策建议，评估信息系统的成本效益，提供健康信息化软硬件设施、基础设备和医疗信息储存平台，为信息化建设提供资金支持。因此，国家应该健全政府与社会资本合作的政策法规；通过政策鼓励、平台搭建等方式来吸引社会资本参与信息化建设；完善健康信息领域的奖惩机制以及契约制度，增加双方之间的信任，消除政府换届及政策变化带来的不利影响；强化社会监管，要求社会资本主动公开建设进展及相关信息，保障公众的知情权和监督权。推动"政府主导，社会参与"的管理模式在健康信息化领域的应用。

统筹财政投入和资源配置，缩小区域和层级间的差距。国内各地区的经济水平、医疗资源水平、人才资源、制度建设水平、信息化基础水平差异显著，不同地区有各自的优势和短板，需要国家和当地部门共同从宏观层面进行平衡调控。对资金不足的地区，应根据其建设绩效给予相应的补贴，并鼓励其通过健康信息化公共项目的建设获得收入。对制度建设不完善的地区，应组织当地有关人员轮流外出考察向先进地区学习经验。对医疗资源不均衡和民众对健康信息化接受程度低的地区，应优先发展远程医疗等项目，扩大优质医疗资源覆盖面从而提升民众对健康信息化事业的支持度。

（三）强化安全体系建设

我国新医改大力推行的电子病历和居民电子健康档案也涉及病人

---

① 胡红濮等：《人口健康信息化评价指标体系构建研究》，《卫生决策支持与信息化建设》2016 年第 12 期。

隐私问题和信息安全，^① 因此应该制定相关的法律法规，强化对社会资本建设的健康信息化产品的信息安全评审，完善信息系统功能，对重要的信息实行加密传输，研究建立数字认证或数字签名等技术在电子病历和居民电子健康档案中的应用，确保多元化健康信息化建设下的身份认证和责任认定，保障患者隐私安全。信息安全涉及公安部门、政府业务部门、公共卫生管理部门、医疗机构、财政机构、医保机构、企业等多部门。因此安全体系的建设应以政府为主导，在专家和技术人员的建议下，统筹管理各部门并形成安全的信息闭环，防止信息泄露。在健全相关法律法规的同时，应对居民进行信息安全教育，使居民提高信息安全意识和隐私保护意识。

（四）支持技术革新与应用创新，培养专业人才

大数据和人工智能背景下的技术革新是建设现代化健康信息体系的必由之路。在健康信息系统中充分应用数据分析、数据挖掘、人工智能、云计算等技术，有助于从根本上优化资源数据库的数据存储能力、数据处理能力、计算能力，从而提高工作效率和成果产出，为基于高新科技的医疗服务应用夯实技术基础。同时，应培养专业人才，一方面提高人才待遇、设立专项人才基金引入高端人才，尤其是兼具医学知识和信息技术技能的复合型人才，以服务于数据挖掘、平台运维、前沿领域在健康信息化中的应用，大力发展远程医疗、精准医疗、物联网、医疗大数据、云计算平台等高新科技领域。^② 另一方面各级单位应积极培养人才进行区域健康信息化建设，推进校企合作、政企合作，支持人才的跨行业培养。同时，

---

① 王秋霞、刘利、杜晓莉：《美国医疗信息化建设特点及其经验启示》，《卫生经济研究》2019 年第 12 期，第 50～52 页。

② 周光华、徐向东、胡建平：《从卫生信息化到全民健康信息化的发展历程、特点及展望》，《中国卫生信息管理杂志》2019 年第 4 期，第 384～388、394 页。

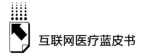
在引入人才后，应做好人才的管理，包括建设良好的人才队伍结构，采用轮岗制并允许人才拥有一定的岗位选择权，完善津贴制度和人事晋升制度。①

（五）建立有风险预警和成本收益分析能力的绩效评价体系

建立科学完善的绩效评价体系既能使政府部门更准确地把握健康信息化在不同维度的建设现状和短板，又能为政府在下一期对健康信息化建设的投入调整提供依据。绩效评价体系的结果可以用于建立良好的纠错止损机制，对机制不适合、严重脱离实际的项目和计划，能及时止损或修正。将一系列动态风险预警指标纳入全民健康信息化评价指标框架内，能降低财政和私营企业的金融风险，避免发生建设方退出建设或因亏损过多无力继续的情况。评价指标体系也应更多地关注项目建设的成本收益问题，此类型指标的应用能有效优化投入资源配置，指导政府将有限的资金和医疗资源投入当前效率较高的领域。

参考文献

孟群主编《区域人口健康信息化建设与发展》，人民卫生出版社，2014。

秦盼盼等：《社会资本参与卫生信息化建设的内涵、分类与特征》，《中华医学图书情报杂志》2017年第1期。

郝晓宁等：《中国基层卫生信息化改革的成效及问题研究》，《卫生经济研究》2020年第7期。

向菲等：《国外卫生信息学人才培养方式及启示》，《中华医学图书情报

① 宗文红等：《我国十二五区域人口健康信息化建设现况及思考》，《中国卫生信息管理杂志》2015年第2期，第196～201页。

杂志》2016 年第 1 期。

郭珉江等：《卫生信息化建设中政府与社会资源合作机制国际经验及启示》，《中国卫生资源》2017 年第 1 期。

金智明、马家奇：《我国公共卫生信息标准研究现状》，《中国卫生信息管理杂志》2020 年第 3 期。

姚进文、路杰、张维娟：《卫生信息化加大投入更需顶层设计》，《中国卫生信息管理杂志》2012 年第 6 期。

张世红等：《卫生计生信息化顶层设计实践》，《医学信息学杂志》2015 年第 9 期。

中国医院协会信息专业委员会（CHIMA）：《2018－2019 年度中国医院信息化状况调查报告》，2019。

赵玉虹等：《卫生信息化人才教育与培养现状》，《中国卫生信息管理杂志》2011 年第 4 期。

杜建军等：《宁夏 HIT 人员现状调研与存在问题分析》，《医疗卫生装备》2017 年第 7 期。

陈敏：《区域人口健康信息化理论与方法》，科学出版社，2016。

朱若然、李晓、赵宏远：《促进 PPP 模式发展的财政政策研究》，《宏观经济研究》2017 年第 12 期。

郑喜瑞：《浅谈我国政府和社会资本合作（PPP）模式》，《纳税》2019 年第 29 期。

石丽娟等：《健康信息相关标准现状研究》，《医学信息学杂志》2011 年第 1 期。

孟月莉等：《部分国家公共卫生信息化共享建设经验及启示》，《医学信息学杂志》2020 年第 4 期。

秦盼盼等：《社会资本参与全民健康信息化建设的 PEST-SWOT 分析》，《中华医学图书情报杂志》2019 年第 12 期。

B.3
2019~2020年互联网医疗投融资分析

闫 鹏

摘　要： 本报告通过对2019～2020年互联网医疗投融资市场案例数、金额、企业融资阶段、企业所在地域、融资细分领域进行对比分析，得出结论：一方面，行业头部企业的年度融资金额较往年不断攀升，如2020年京东健康、微医集团、晶泰科技等企业相继产生了超20亿元的大额融资案例，将当年整个市场的融资额推向历史新高；另一方面，随着人工智能、大数据等领域技术不断更迭，越来越多的 AI＋辅助诊断企业受到资本青睐，逐渐替代前几年较为火热的在线问诊、健康管理等细分领域，成为互联网医疗行业里的热门方向。

关键词： 投融资　扩张期　辅助诊断　医药电商平台

一　2019～2020年互联网医疗行业投融资概述

（一）企业融资案例数和金额分析

2018 年以来，互联网医疗领域的政策密集出台。2019 年 8 月，国家医保局正式印发《关于完善"互联网＋"医疗服务价格和医保支付政策的指导意见》（以下简称《意见》），明确互联网医疗的服务项目，并将其纳入现行医疗服务价格的政策体系统一管理，对符合条件的医疗服务费用纳入医保支付范围。《意见》明确了互联网医疗的完整费用，推动远程医疗和互联网诊疗进入有章可循的健康快速发展阶段。

2019年，互联网医疗行业产生企业融资案例75起①，案例数相比2018年下降44.9%。随着行业发展的不断成熟，资本更倾向于投资行业头部企业或者发展态势良好的企业，不同于前几年"广撒网"的模式。本年度共71家企业获得融资，其中有4家企业获得两轮融资，分别是云呼科技、妙手医生、脉流科技、知识视觉。

2020年，由于新冠肺炎疫情的发生，以及企业在此次疫情中的担当，互联网医疗行业相继迎来支持性政策。2月，国家卫健委先后发布三份涉及互联网医疗的文件，提出充分发挥互联网医院、互联网诊疗优势，鼓励在线开展部分常见病、慢性病复诊及药品配送服务等。3月、7月以及12月，国家有关部门再次发文，主要围绕"将符合条件的'互联网+'医疗服务费用纳入医保支付范围"、药品零售企业通过网络销售处方药的具体监管细则等。

在政策与需求的双轮驱动下，互联网医疗行业迎来爆发式增长。国家卫健委2020年10月公布的数据显示，全国已建成900多家互联网医院。远程医疗协作网覆盖所有地级市2.4万余家医疗机构，5500多家二级以上医院可以提供线上服务。新冠肺炎疫情防控时期，国家卫健委44家委属（管）公立医院的互联网诊疗人次同比增长17倍，第三方互联网诊疗咨询增长20多倍，其中线上处方流转增长近10倍。

2020年有74起互联网医疗企业融资案例发生（见图1），共66

①　每家企业的一轮融资算一起案例，如当年完成多轮融资，则算多起；2018年按此口径算，为136起案例。

家企业获得融资，集中度自2019年的1.06提升至1.12，其中数坤科技和深至科技两家企业本年度连续获得三轮融资，深受资本追捧。

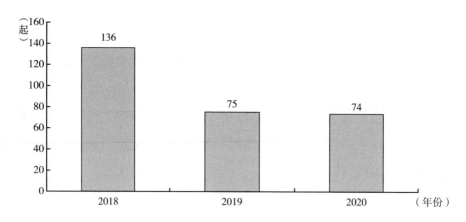

图1　2018～2020年互联网医疗企业融资案例数

2019年，互联网医疗企业融资总额77.14亿元，与案例数趋势相同，2019年融资额较2018年下降42.4%。2019年企业平均融资额1.03亿元，略高于2018年的0.99亿元。其中，当年融资额最高的一起案例为11月20日，思派网络获投10亿元D+轮融资，该轮融资由腾讯（领投）、双湖资本、IDG资本投资。思派网络成立于2014年，是专注于肿瘤领域的大数据平台，并以此为基础进行智能诊疗系统的研发，以及提供提高肿瘤诊断治疗水平和医生临床工作效率的综合解决方案。

2020年，互联网医疗企业有京东健康（融资146亿元）、微医集团（融资23亿元）、晶泰科技（融资22亿元）、联仁健康（融资20亿元）、思派网络（融资20亿元）等超大额融资案例产生，直接将当年融资总额推升至283.78亿元（见图2），创历史新高。在一个年度内，产生5起超20亿元的融资案例，也是历史年份中的第一次。

值得一提的是，2020年央企和地方政府也开始联合涉足互联

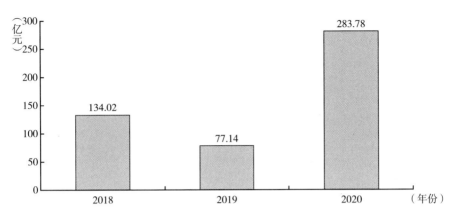

图2　2018~2020年互联网医疗企业融资额

网医疗领域，联仁健康就是一起典型的案例。联仁健康是国内第一个央企领投，地方政府、金融机构与医疗信息化企业共同参与，以国有资本为主体并具备市场化机制的健康医疗大数据产业集团。联仁健康由国家卫生健康委员会部署，中国移动牵头组建，太平洋保险、济南国际医学中心产业发展有限公司创基金等多家公司共同参与，实缴注册资本20亿元。联仁健康运营总部于2020年4月8日在上海张江人工智能岛正式揭牌。联仁健康是一家健康医疗大数据服务商，其业务将主要覆盖"健康医疗大数据""互联网医疗健康""健康医疗产业园"三大板块。联仁健康通过建设国家级医疗大数据基础设施，利用市场化运营数据平台和应用，提供公共卫生、保险创新、精准医疗、互联网医院等多种健康医疗数字化服务。

（二）企业融资阶段分析

2017~2018年，互联网医疗企业如雨后春笋般涌出。经过1~2年的发展，企业不断成长，部分企业拥有一定的收入体量，进入扩张阶段，这就促成了2019年互联网医疗企业的融资阶段集中于扩张期和初创期①，两个阶段案例数占比分别为44.00%和42.67%，合计占总数的近87%。

2019年种子期企业成功融资的案例数占8.00%（见图3），显示出该行业仍不断有新的资本进入。如互联网中医智能设备公司脉之语在2019年3月完成230万元的天使轮融资，投资方为中医在线。脉之语自主研发了脉象采集、复现设备，能够采集中医脉象中的寸关尺、浮中沉信息，复现脉搏的强弱、迟数、缓急，复现血管的宽度、弹性等信息。在浮、中、沉三种把脉状态中，脉象自然的变化状态也能被复现出来。

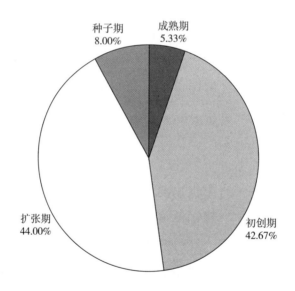

图3 2019年互联网医疗企业融资阶段案例数占比

2020年，从初创期走向扩张期的企业进一步增多，扩张期成功获得融资的案例数占比也较2019年有所提升，增加12.76个百分点

---

① 种子期、初创期、扩张期、成熟期分别指完成融资时间距离成立时间1年以内、1~3年、4~10年、10年以上。

（见图4）。如2019年处于初创期的商业健康险第三方服务平台优加健保健康科技（北京）有限公司（优加健康）宣布完成规模为数百万美元的A轮融资，本轮融资由愉悦资本领投。2020年7月优加健康宣布完成数千万元人民币A+轮融资。本轮融资由东方弘泰资本、品驰医疗共同投资完成。

此外，2020年种子期获得融资企业案例数较2019年小幅提升，反映出当年资本对早期企业的支持力度有所增大。

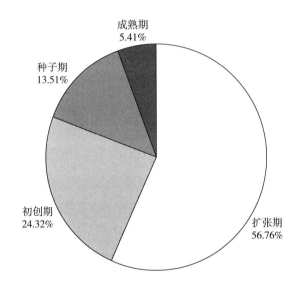

图4　2020年互联网医疗企业融资阶段案例数占比

从融资额来看，2019年扩张期企业融资额一枝独秀，占当年所有阶段互联网医疗企业融资额的半数以上。当年度虽然只有4起成熟期企业融资案例发生，但信达资产以14.15亿元并购九州通这起案例的产生，将成熟期企业融资额占比提升至26.14%（见图5），位居第二。

与2019年相反，2020年初创期互联网医疗企业融资额占比位居第一，达52.45%。而成熟期企业融资额最少，仅占5.55%（见

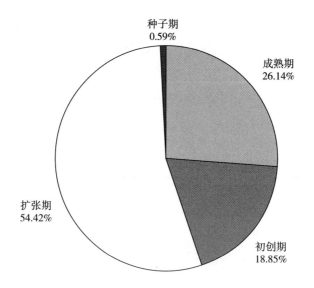

图 5 2019 年互联网医疗企业融资阶段融资额占比

图 6）。种子期企业融资额大幅高于 2019 年的原因是成立于 2019 年底的联仁健康在 2020 年获得 20 亿元融资。

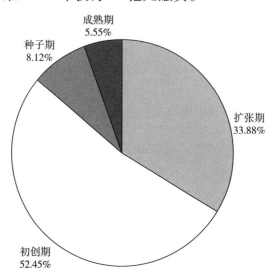

图 6 2020 年互联网医疗企业融资阶段融资额占比

（三）企业融资地域分析

在2020年的互联网医疗融资交易中，融资企业分布于13个省市，主要集中在北京、上海和广东，三地融资案例数均超过10起。北京的互联网医疗企业以24起融资案例居各地之首（见图7），占所有地域融资案例数的32.43%，已连续数年保持绝对领先地位，如京东健康、推想科技、数坤科技、思派网络等都是北京互联网医疗代表企业。

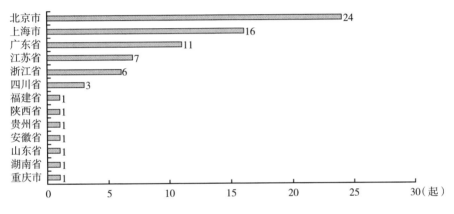

图7 2020年互联网医疗企业所在地域融资案例数

上海市互联网医疗企业有16起融资案例产生，位居次席。其中，比较有代表性的案例是，2020年9月16日智慧医疗技术及服务提供商京颐股份完成D轮4.3亿元融资，投资方为腾讯投资（领投）、隆门资本、德屹资本、正海资本、美和众邦、嘉兴广润。京颐股份是国内领先的智慧医疗技术及服务提供商，为京颐集团成员企业之一，业务范围涵盖智慧病房、HRP（医院资源规划）、医疗云等诸多领域，全面布局数字化医院和区域智慧医疗，成功为国内超过13000家各类型医疗机构及村卫生室提供技术、产品及服务，其中包括700家以上三级医院，帮助医疗机构提升服务质量和效率，保障医疗安全。京颐股份借助"互联网＋"、云计算等创新医疗服务模式，为政府及各类型医疗机构提供一站式医疗信息化云服务，致力于构建医疗云新生态，打造全新的大医疗服务生态圈，帮助政府及卫生监管部门、医疗机构提升监管效率和服务水平，降低建设成本和风险，为百姓健康保驾护航。

从企业所在地域融资额来看，北京以 189.19 亿元的绝对优势领先其余各地，占 66.67%。与案例数排名相同，上海以 33.39 亿元的融资额排名第二。浙江省由于有微医集团的 3.5 亿美元融资，融资总额升至第三位。四川、湖南、安徽等 7 个省市的互联网医疗企业融资总额均在 2100 万元及以下（见图 8），地域的"二八效应"凸显。

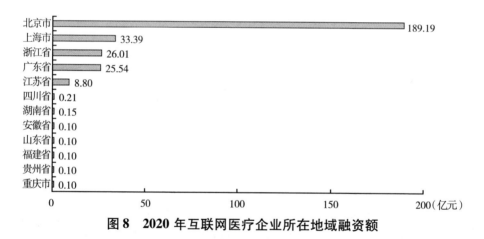

图 8　2020 年互联网医疗企业所在地域融资额

（四）企业融资细分领域分析

2020 年，互联网医疗行业融资成功的企业分布在辅助诊断、医疗信息服务（包括医生信息、挂号、医保、医疗信息社区、智能信息化系统）、在线问诊、智能穿戴、医药电商、健康管理、医疗教育、分级诊疗等八大细分领域。其中，辅助诊断在当前人工智能发展的热潮下，继续成为 2020 年互联网医疗最热门的融资领域，共有 29 起智能辅助诊断成功融资案例产生，占比近 40%。

在辅助诊断领域中，医学影像辅助诊断方向最为火热，多家公司的商业化已开始落地，辅助诊断领域的投融资活跃度不减，如睿心医疗、数坤科技、全景医学影像等公司自 2020 年底起纷纷收获一线基金的投资。此外，一些跑得足够快的"AI + 医学影像"的公司甚至已着手登陆公共资本市场。据证监会此前公示的文件，推想科技与 Airdoc 已相继进入科创板上市辅导阶段。更值得注意的是，已有 10 家公司自研以 AI 深度学习为基础的医学影像类器械在中国、欧盟、美国相应医疗监管部门获批拿证。具体来看，艾瑞咨询报告显示，以 CT 影像、皮肤影像、眼底筛查、病理影像等为代表的"AI + 辅助检查"以及 CDSS 在技术及应用上最为成熟，在 AI 医疗的细分赛道上，"AI + 医学影像"的企业数量最多，技术最成熟，在院内外的应用也最广泛。随着此领域企业商业化不断发展，预计未来几年辅助诊断仍将是互联网医疗细分领域的融资热门。

除辅助诊断外，医疗信息服务及在线问诊企业融资案例数分列第二、第三位。2020 年，受新冠肺炎疫情影响，人们的出行受到限制，而医疗信息服务和在线问诊企业正好派上大用场，所以得到资本的加码。医疗信息服务企业将医院互联网化，使得医生资源信息发布、患者院内管理、医院用药管理、患者检查结果查询等要素全部线上化，在线问诊企业为医生和患者提供了无接触式服务，两个领域企业的结合使得患者在疫情期间仍能获得良好的医疗服务体验。

除上述领域外，其他几个领域融资表现中规中矩，较为平均。分级诊疗在 2020 年遇冷，仅产生 1 起融资案例（见图 9）。

从企业融资额来看，医药电商因为有京东健康这起大额案例，位居细分领域融资额第一（见图 10）。位居次席的是辅助诊断，共产生融资额 61.71 亿元，占 21.74%，平均每起案例融资额达 2.13 亿元，主要原因是

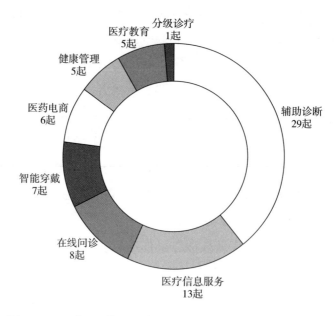

图9　2020年互联网医疗企业融资项目案例数领域分布

该领域在2020年出现了晶泰科技和思派网络两起单笔融资20亿元以上的案例。值得一提的是，思派网络在2019年底曾获得10亿元D+轮融资，2020年底又获得由腾讯和时代资本（Jeneration Capital）联合领投，五源资本、光远资本（Forebright Capital）、双湖资本等跟投的20亿元E1轮融资，显示出资本市场对公司创始团队和产品的认可。

　　在线问诊行业虽以31.88亿元的融资总额位居细分领域第四位，但同样是因为行业头部企业的大额融资案例拉升。2020年12月17日，微医集团获得3.5亿美元（约合人民币22.94亿元）战略融资，投资方未披露。公开信息显示，微医集团的核心业务覆盖医疗、医药、医检、健保等领域。截至2020年10月，微医平台连接全国7600多家医院、25万余名医生，实名注册用户数超2.14亿。除微医这笔融资外，在线问诊有3起案例融资额为1亿~5.5亿元，还有3起案例融资额均为1000万元，额度上的"二八"分化较为明显。

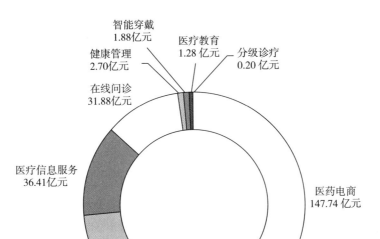

智能穿戴
1.88亿元

医疗教育
1.28 亿元

分级诊疗
0.20 亿元

健康管理
2.70亿元

在线问诊
31.88亿元

医疗信息服务
36.41亿元

医药电商
147.74亿元

辅助诊断
61.71亿元

图10　2020年互联网医疗企业融资项目融资额领域分布

二　2019~2020年互联网医疗投融资交易案例

案例一　京东健康

京东健康是京东集团旗下专注于从事医疗健康类业务的子公司，聚焦医药电商和在线问诊两大业务，着手打造"医、药联动"闭环体系。2019年5月，京东健康获得超过10亿美元A轮融资，从京东集团拆分，投后估值约70亿美元。2020年8月，京东健康获高瓴资本超8.3亿美元B轮投资，投后估值达300亿美元。从估值上看，京东健康一年之内就增长了3倍。

估值的暴涨，背后蕴含着业绩的推动。从2019年开始，京东健康进入高速发展阶段。数据显示，2019年10月京东互联网医院入驻

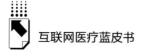
医生为 3 万名左右，每日在线问诊量为 3 万人次；而截至 2020 年 9 月 20 日，京东互联网医院入驻医生数量已经翻了一倍，超过 6.8 万名。截至 2020 年上半年，平台日均在线问诊量近 9 万，相比去年同期增长 6 倍。

截至 2020 年 6 月 30 日，京东健康的在线电商平台拥有超过 9000 家第三方商户，借助于布局全国的 11 个药品仓库和 230 个其他仓库，京东健康可以为全国 200 个城市的用户提供 7×24 小时的当日达、次日达、30 分钟达服务。

经过 6 年的发展，京东健康通过零售药房业务和在线医疗健康服务业务，建成了以供应链为核心、以医疗服务为抓手、数字驱动的用户全生命周期全场景的健康管理平台。

2020 年 8 月融资过后，京东健康在 IPO 前夕引入了包括高瓴资本、老虎基金、清池资本、中国国有企业结构调整基金、GIC、贝莱德在内的多名基金投资者同意按发售价认购可供认购的发售股份数目，总额约 13.5 亿美元。

2020 年 12 月 8 日，京东健康正式在港交所上市，公司股价开盘价为 94.5 港元，较发行价涨超 33%。此案例是互联网医疗资本市场上较成功的案例之一。

案例二　晶泰科技

2020 年 9 月 28 日，以数字化和智能化驱动的人工智能药物研发公司晶泰科技（XtalPi）宣布超额完成 3.188 亿美元的 C 轮融资，创造全球 AI 药物研发领域融资额的最高纪录。本轮融资由软银愿景基金二期、人保资本、晨兴资本联合领投，中金资本、招银国际招银电信基金、Mirae Asset（未来资产）、中证投资、中信资本、海松资本、顺为资本、方圆资本、IMO Ventures、Parkway 基金等多家来自全球的投资机构跟投，腾讯、红杉中国、国寿股权投资、SIG 海纳亚洲等早期股东继续追加投资。

晶泰科技通过计算物理、量子化学、人工智能与云端智能算法，实现药物固相筛选与设计，为有数据分析和智能分析需求的用户提供创建数据分析模型、进行预测、产生分析报告及报告结果可视化等服务；用户可以定制需要的人工智能及统计模型，或者直接使用平台上其他用户分享的成熟模型。晶泰科技创立于麻省理工学院（MIT），核心团队由来自学术界、IT 互联网界及医药产业界的优秀人才组成。公司总部位于深圳，并在北京、上海、波士顿设有分部。成立以来，晶泰科技已经成功为来自美国、欧洲、中国、日本的 70 余家先锋药企提供了药物研发服务。

本轮融资将用于进一步发展晶泰科技的智能药物研发系统，从算力、算法、数据三个维度构建 AI 赋能的数字化药物研发新基建，并服务于全球药企、生物科技公司和合作伙伴，满足药物工业迫切的提效增速需求。

案例三 数坤科技

数坤科技是一家由顶尖人工智能科学家和资深医疗专家团队联合创建，依托自主原创的 AI 神经网络公司，是全球首推涵盖心脏、神经、肿瘤的多病种 AI 影像诊断平台，提供包括心脏病、脑卒中、癌症等危重症疾病的智能诊疗方案。

2020 年 6 月 15 日，数坤科技宣布完成 2 亿元 B1 轮融资，由中银国际领投，建银国际管理的建兴医疗基金联合投资，老股东创世伙伴资本和华盖资本继续跟投。本轮融资将用于继续完善和扩展数坤在心脏、神经系统、肿瘤等临床场景的覆盖，加快人工智能技术在各级医院和居民健康智能化方面的落地进程，特别是在提升基层医院医疗能力方面。

仅时隔两月，数坤科技在 8 月 31 日宣布完成 2 亿元融资，本轮

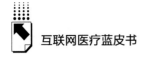
融资由启明创投领投，中科创达、朗玛峰创投、浦发硅谷银行联合投资。本轮融资将用于快速推进数坤科技在 AI 医疗影像市场的全面覆盖，加快更多 AI 医疗产品的成熟化与商业化。

同年 12 月 28 日，数坤科技宣布完成新一轮 5.9 亿元融资。本轮融资由红杉资本中国基金领投，中再保险、中金浦成跟投，老股东华盖资本、五源资本、创世伙伴资本、启明创投、远毅资本继续跟投。至此，公司在 2020 年累计融资金额达近 10 亿元。

在资本的大力支持下，公司头部效应凸显，同时取得显著成绩：

（1）研发新冠肺炎 AI 全力抗疫获工信部表彰，并受邀出席北京市政府新冠肺炎疫情新闻发布会汇报科技抗疫成果。

（2）"数字心"斩获了国内首张心脏狭窄领域三类证；"数字脑"联合科研文章发表于 *Nature* 等刊物并获得北京市医学会大赛一等奖；与区域卫健委合作打造"百姓身边的数字医生"。

（3）数坤 AI 多次进入国家卫健委、中国医院协会、《人民日报》、"健康中国"、北京医学会等权威机构榜单，全国多家头部医院报道了数坤 AI 助力医院智慧化建设的应用案例。

（4）公司入选硅谷权威媒体 The Information 评选的"50 Most Promising Startups"中国公司前两名。

案例四　云呼科技

2019 年 3 月 13 日，基层医疗产业互联网服务平台领军企业云呼科技宣布近日完成数千万美元 A + 轮融资，由创世伙伴资本领投，老股东元璟资本、晨兴资本、国科嘉和、博远资本跟投。

2019 年 9 月 1 日，云呼科技旗下基础医疗产业互联网服务平台"觅健康"宣布已完成 2.2 亿元 Pre-B 轮融资。本轮融资由众为资本领投，老股东创世伙伴资本、博远资本、国科嘉和跟投。

云呼科技成立于 2017 年，其商业策略是依据国家分级诊疗政策，面向基层医疗市场15%的优质客户资源。云呼科技搭建了"觅健康"基础医疗产业互联网服务平台，以SaaS平台系统软件和基层医检服务为切口，通过技术打通产业信息孤岛。

云呼科技早期的主体业务是"云呼易检"，相当于一个第三方检验中心外包服务机构，解决方案是由"省内24小时检测＋区域2小时检测＋冷链物流＋云端报告单＋AI智能报告解读＋专家解读"等功能组成。从基层诊所和非一、二线城市获取患者标本，通过自有冷链物流体系送达就近专业的第三方检验机构，由后者承接检测服务。

随着业务的发展，云呼科技在医检的产品上增加了服务品类，叠加了药品、器械、医教等多元化产品和服务。目前，云呼科技的"觅健康"平台已经覆盖了基层医疗的供应端、诊所端、用户端。云呼科技已覆盖25个省（区、市），450个地级市，合作诊所已达15万家。接下来，云呼科技还希望通过技术和服务，打通基层就医的全流程。

案例五　妙手医生

2019年1月7日，北京圆心科技有限公司（妙手医生）正式宣布完成5亿元C＋轮融资。此次融资由星界资本领投，红杉资本中国等跟投。2019年6月27日，妙手医生宣布，已于近日完成C3轮融资，本次融资新增额度被现有股东全数认购。本轮融资之后，妙手医生估值超70亿元，成为"互联网＋健康"领域又一家"独角兽"企业。

2020年6月15日，妙手医生正式宣布完成D1轮融资6亿元。本轮融资由启明创投、洪策资本、红杉资本、指数资本等共同投资。本轮资本将用于妙手医生互联网医院、医疗科技、处方流转及管理、健康险等"医—药—险"业务的联动发展。

妙手医生成立于2015年，旗下拥有五大专业品牌：妙手医生、

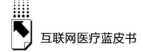

圆心医疗、圆心大药房、圆心惠保、无界进修。公司在实体医院及城市医疗互联网运营解决、互联网医院、院外处方及 DTP 业务、健康险产品及 TPA 服务等几大领域行业领先。公司凭借互联网科技优势，将医疗服务、药事服务、保险服务充分结合，连接医生端、患者端、药品端、保险端，打造"医—患—药—险"服务体系。

根据公司官网的披露，目前妙手医生医药电商平台和圆心大药房已与国内外 2000 多家大型药企合作，为患者提供保质保量且种类齐全的药品交付服务。此外，妙手互联网医院的线上医疗服务和处方能力，让更多患者享受到高效便捷的远程复诊及药事服务，还能为专病用户提供全程的诊疗及药学服务。

在妙手医生线下药房不断稳步发展的同时，公司旗下妙手互联网医院业务通过互联网医疗服务能力，高效连接医生和患者，为患者提供了在线复诊、线上科普、送药 O2O 等服务，围绕重、大、慢病，进行持续的追踪，协助医生进行患者管理，为患者提供有价值的解决方案，实现专科专病的精细化管理和运营，形成了一套完整的诊后管理服务体系。

三 2021年互联网医疗投融资发展趋势预测

（一）处方外流政策使优质医药电商平台受益

近年来，伴随各项国家政策的不断出台，处方外流已成为药品流通中的趋势和焦点。除了政策的鼓励，各医疗机构也在迫切寻求响应国家政策的出口，"药占比"、"药品零加成"和"两个允许"等调节方式，激发了医疗机构从"卖药品"逐步向"卖服务"回归。

在这样的行业背景下，一些优质的医药电商平台凭借不断积累的技术能力和口碑，与医院和当地政府合作，以互联网技术为建设基础，以医院为建设主体，融合"互联网＋医疗"的各类增值服务，为医疗机构搭建医院、互联网及处方共享平台，保障了当地政府对院外处方监管的实时性和可追溯性，解决了医院"药占比"，帮助医院从"卖药品"逐步向"卖服务"回归。平台在这一过程中，不但提升了患者接受的服务体验，而且为医生、患者、药店解决了医疗市场信息不对称的难题，真正将药品购买权交与患者，满足患者对于药品价格、配送等服务的需求。

未来几年，预计优质的医药电商平台会承接更多处方外流后的药品采购，这样有助于平台在提升经营业绩的同时，获得更多的资本青睐。

（二）人工智能技术不断加持

智能医生、智慧医院、智慧药房等互联网解决方案将全面提升医疗服务能力，这一过程中需要借力资本投入。

智能医生整体解决方案汇集世界顶级医疗人工智能，让医生能够提供更全面、更快速、更精准的医疗服务，让更多患者能够得到科学、规范的诊断和及时的治疗。整合医疗行业教育资源，利用大数据智能化的技术，为医务工作者提供更多智能化学习培训的产品和服务。通过患者诊后管理平台，让医生为患者提供个性化医疗服务，提升医生个人品牌价值，提升患者满意度。

智慧医院整体解决方案提供医院数字化和信息化升级服务，打通医院对外连接渠道，实现信息互联互通，将医疗服务通过互联网延伸到诊前和诊后环节，形成服务闭环，全面提升医疗服务效率和院内管理水平，建立医疗管理和服务新模式。

智慧药房整体解决方案为顾客提供健康体验服务、外延处方与慢性病服务、智能医疗服务和数字化营销及延伸服务，达到精准营销、多元化服务和人性化管理的目标，实现药店销售额快速增长，提升运

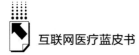

营效率。药店由单一的产品销售升级为社区健康服务中心，从简单的药品销售门店升级为周边社区患者的健康体验中心、医疗服务中心、外延处方和慢性病管理中心。

随着生活水平的提升，人们对医疗服务体验的要求也越来越高。在人工智能技术不断加持下，一批互联网医疗企业开始围绕医生、医院、药房等要素，提供智能医生、智慧药房、智慧医院等互联网解决方案，以此来全面提升医疗行业的服务能力。这一过程需要借力资本投入来打造优质的解决方案。2020年已有百洋智能、森亿智能等一批企业获得融资，2021年预计将有更多的此类企业获得资本加持。

B.4
大数据在医学研究和健康产业中的应用

薛付忠

摘　要：　本报告系统介绍了国家健康医疗大数据研究院这一健康大数据共建共享平台，从医学数据学新型交叉学科建设、健康医疗大数据生态系统工程建设、健康大数据全栈式工程智能技术支撑平台建设三个方面系统介绍了健康大数据共建共享平台的管理机制及运行模式。最后，阐述了依托共建共享平台构建的惠政、惠医、惠研、惠企、惠民"五位一体"的产业孵化平台和协同创新模式，旨在为健康大数据使能创新和产业化推进提供管理与决策范式。

关键词：　健康大数据　生态系统工程　共建共享平台

一　背景

在当今大数据时代背景下，组成自然世界的三大因素"物质—信息—能量"的转化模式正在发生前所未有的变革，突出表现为信息正在以越来越快的速度、越来越大的比例，以能量的形式向物质转移并以"海量数据"的物质形态显现，大数据技术成为生产力发展和经济增长的重要推动力。仅就生物医学/健康医疗领域而言，随着生物组学、合成生物学的发展及人工智能等大数据技术的成熟，在不远的将来,数据将成为重要的生产力,数据产权将是未来所有制的核心。为此,近年来国家连续出台了《关于积极推进"互联网+"行动的指导意见》(国发〔2015〕40号)、《关于促进和规范健康医疗大数据应用发展的指导意见》(国办发〔2016〕47号)、《关于促进"互联网+医疗健康"发展的意见》(国办发〔2018〕26号)、《中共中央 国务院关于构建更加完善的要素市场化配置体制机制的意见》等文件。在"互联网+健康医疗大数据"的驱动下,全国掀起了探索服务新模式、培育发展新业态、推进健康医疗大数据产业发展的热潮。然而,"将数据转化为循证医学证据"则是决定健康大数据产业使能创新的关键。

二　数据密集型医学新时代下的健康大数据流

生命历程(从子宫到坟墓的整个过程)上,不断暴露的众多危险因素导致了"健康→低危状态→高危状态→早期病变→疾病→预后康复……→死亡"的连续变化谱(见图1)。为了延缓健康到疾病的进程、维持健康和预防早亡,通过"国家/政府—社区/医院—家庭/个体"的协同,沿着上述连续变化谱持续推行"零级预防(健康促进、健康教育)→一级预防(危险因子检测/风险预测/干预)→二级预防(早期病变筛查及高危个体识别和早诊早治)→临床诊疗(临床规范诊治/个性化诊疗/管理)→三级预防(预后评估、康复诊疗)→临终关怀"的"四级预防+临床诊疗"综合管理策略与措施。由此,沿着生命历程的时间维度,持续产生源源不断的"健康大数据流"。与此同时,随着高通量生物组学技术、无线传感/可穿戴技术、人工智能技术在健康医疗领域的广泛应用,沿上述生命历程的"健康大数据流",又叠加了生物组学数据(暴露组—基因组—表观组—转录组—蛋白组—代谢组—微生物组等)、医学富媒体数据(文本、可穿戴健康检测、医学影像、心电、脑电、电生理、音视频等）、卫星遥感反演数据（生态环境、气候气象、空气/水体/土壤污染、绿色植被覆盖）等更加丰富多彩的数据信息，汇聚成具有鲜明行业领域特色的"多源异构高噪稀疏的健康大数据流"。面对该大数据流的复杂性，创新其科学高效的"采集汇聚→整理优化→挖掘分析→转化应用"的管理范式和理论技术体系，则是将"健康大数据"转化为"循证医学证据"，进而催生健康大数据产业新模式、新业态的关键。

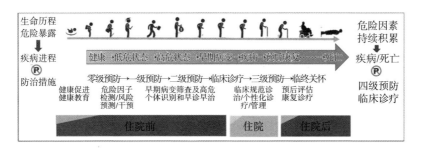

图1　多源异构高噪稀疏的健康大数据流

三　国家健康医疗大数据研究院：
健康大数据共建共享平台

　　为了推动健康大数据研究与转化及健康大数据产业化发展，在国家卫健委、山东省和济南市各级政府全力推进下，国家健康医疗大数据北方中心落户济南，成为全国第一个通过国家卫健委试点评估并获得委（国家卫健委）、省、市共建签约的国家级健康医疗大数据中心，成为服务国家战略、支撑健康医疗大数据发展的重要产业平台。为了构建国家健康医疗大数据北方中心技术支撑平台，国家卫健委批准山东省卫健委、山东大学、济南市联合，依托山东大学多学科交叉资源优势共建的国家健康医疗大数据研究院（以下简称"研究院"）于 2020 年 8 月挂牌成立。研究院是国家卫健委批准成立的首个健康医疗大数据共建共享平台，是目前全国规模最大、水平领先的健康大数据平台，已成为全国健康大数据研究与转化的典范，在国际上具有一定影响力。

研究院由两部分组成，一部分是理论方法创新和人才培养平台，这部分在校内；另一部分是社会服务和产业孵化平台，位于北方中心。学校层面以"双一流"建设为己任，构筑医学数据学和健康大数据共享两个平台。校外以技术转化和社会服务为己任，打造健康大数据产业孵化和创新创业两大平台，助力北方大数据的发展。

（一）医学数据学新型交叉学科，为健康大数据产业发展奠定基石

融合了"医学 + 数据科学"学科精髓的健康大数据，必须具有其自身的学科体系，才能具有可持续发展的根基和潜力，才能担当"使能创新"的重任。为此，山东大学薛付忠教授团队在十余年健康大数据研究、转化和人才培养的基础上，领衔创建了"医学数据学"（Medical Dataology）学科平台，并将医学数据学定义为"以数据为中心，以计算为工具，从计算思维/数据思维角度，理解生物医学世界奥秘，解决医学实践问题的一门新型交叉医学分支学科"。进而，沿着健康大数据产业闭环，围绕"医学数据学"内核，创建了由医学、数学/统计学、计算机科学、控制科学、信息科学、人工智能等多学科加盟的医学数据学学科体系（见图 2）。

在该体系中，将"大数据"转化为"精准证据"是其核心任务，并据此制定了从"小数据（small data）→大数据（big data）→智慧数据（smart data）→精准证据（precision evidence）"的工作路径。

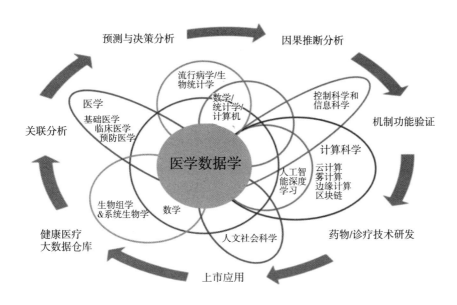

预测与决策分析　　　　　因果推断分析

关联分析　　　　　　　　　　　　机制功能验证

医学数据学

流行病学/生物统计学

数学/统计学/计算机

医学
基础医学
临床医学
预防医学

控制科学和信息科学

计算科学

云计算
雾计算
边缘计算
区块链

人工智能深度学习

生物组学&系统生物学

数学

人文社会科学

健康医疗大数据仓库　　　　　　　　　　　药物/诊疗技术研发

上市应用

图 2　医学数据学学科体系

为了使核心任务和工作路径落地实施，进而创立了"数据驱动研究创新，需求引导学科融合"的学科交叉范式，发展了"数据驱动假设的医学研究新模式"，提出了"健康大数据生态系统"，推动了将大数据转化为精准证据的进程。

（二）健康大数据生态系统工程，为数据使能创新提供原动力

薛付忠等从长期开展健康大数据管理和研究转化的经验教训中，凝练出了健康大数据管理决策范式及其使能创新的技术流程。该流程从工程学视角，将健康大数据相关要素视为一个进化的生态系统工程，这对于从系统整体流程上管理和运用健康大数据，实现其使能创新，具有重要的理论和现实意义。数据生态系统的概念由来已久，狭义的数据生态系统专指以 Hadoop 为核心的数据及其基础设置组建而成的系统整体，通常指 Hadoop、Spark 和 MapReduce 三个生态系统组

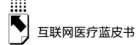

件整合而成的相互共生系统①。就广义的数据生态系统而言，现实世界中任何数据或数据集都不应是孤立存在的，它们总是通过"物质—信息—能量"互相循环、往复转换，以数据流的形式使"信息流"得以显现，并且数据与其"产生、采集汇聚、整理优化、挖掘分析和转化应用"的环境不可分割地相互联系、相互作用着，共同形成统一的有机整体。健康大数据涉及患者、卫生保健提供者、政府、企业等众多利益攸关方，由于新的分析模型、数据来源和利益相关者越来越多地构建动态关系，只有将健康大数据相关要素视为一个进化的生态系统，方能应对数据机密性、私密性和安全性等各种风险挑战，顺利实现其使能创新。例如，癌症数据生态系统②，就是由管理知识库和数据存储库、研究工具和服务、以患者为中心的支持工具和服务、临床决策支持工具和服务 4 个子系统中的众多要素相互交织而成的复杂生态系统。健康大数据酷似有生命的生物体，具有明显的生命周期特征③，表现为数据"采集→整合→处理→分析→发布"的传统线性视图与"分析→存储→发现→整合"的可重用性步骤二者相互交织的生命周期和反馈循环。在这一数据生命周期的进程中，必须关注由 7 个维度（N-D-F-I-H-S-L）组成的健康大数据进化轴（axes of a revolution）④，即在创建和管理健康大数据生态系统工程时，必须权衡"参与者数量（N 轴）、

① Y. C. Zhu, J. D. Ji, W. Q. Lin, et al. , "MCC-SP: A Powerful Integration Method for Identification of Causal Pathways from Genetic Variants to Complex Disease," *BMC Genetics* 21 (2020): 5 – 22.

② H. K. Li, Z. Geng, X. R. Sun, et al. , "A Novel Path-specific Effect Statistic for Identifying the Differential Specific Paths in Systems Epidemiology," *BMC Genetics* 21 (2020): 11 – 23.

③ L. Liu, H. Lei, Y. Y. Yu, et al. , "A Novel Method for Controlling Unobserved Confounding Using Double Confounders," *BMC Medical Research Methodology* 20 (2020): 195.

④ H. K. Li, M. Wang, C. Zheng, et al. , "Causal Data Fusion Methods Using Summary-level Statistics for a Continuous Outcome," *Statistics in Medicine* 39 (2020): 1054 – 1067.

表型的深度（D 轴）、纵向跟踪时间（F 轴）、遗传/环境交互作用（I 轴）、数据异质性（H 轴）、数据标准化（S 轴）、数据连接（L 轴）"7 个进化轴的成本和效益。

为此，薛付忠等提出并创建了"健康大数据生态系统工程"框架。其内核是生命历程时间维度上的多源异构高噪稀疏健康大数据流的映射模型，由此向外延伸的 7 个进化轴贯穿健康大数据生命周期的各个环节，最外一层是驱动"健康大数据"转化为"循证证据"的"健康大数据生态学系统工程"的两个层面（数据治理、数据应用）的 4 个环节（数据采集汇聚、数据整理优化、数据挖掘分析和数据转化应用）。其中，数据治理向前"关口前移"至采集汇聚环节，而向后延伸至整理优化环节；数据应用则贯穿挖掘分析和转化应用两个环节。沿着数据"采集汇聚→整理优化→挖掘分析→转化应用"流程，部署相互接力、各司其职的各种技术要素和管理策略，它们通过工程学的"流程化模式"实现"健康大数据"的高效"使能创新"（见图 3）。

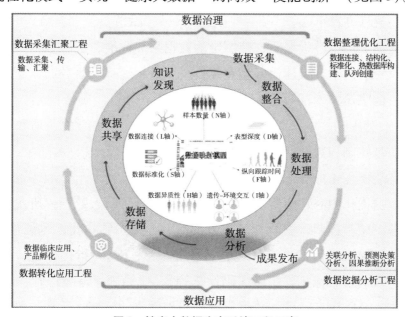

图 3　健康大数据生态系统工程示意

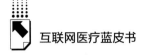

"健康大数据生态系统工程"运行两年的实践经验表明,它是一种行之有效的健康大数据"使能创新"的组织管理范式。目前,它作为国家健康医疗大数据研究院运行模式,得到了国家卫健委的高度认可,成为推动国家健康医疗大数据北方中心健康大数据产业化的重要推动力。

(三)健康大数据全栈式工程智能系统,为健康医疗大数据产业发展提供技术支撑

薛付忠等历经十余年的探索,围绕所提出的健康大数据生态系统两个层面4个环节,研发了健康大数据全栈式工程智能系统。该系统致力于支撑数据驱动的医学研究范式和科研项目,为研究院惠政、惠医、惠研、惠企、惠民"五位一体"的产学研服务提供数据技术支撑。该平台由数据资源中心、数据优化中心、数据分析中心、数据应用中心4个模块组成。

1. 数据资源中心

数据资源中心根据研究院制定的数据采集标准,汇聚全生命周期健康医疗、医学富媒体、新型医疗设备、卫星遥感反演数据、基于物联网—传感器技术的可穿戴监测数据、组学数据(影像组学、生物组学)、健康相关电子商务和网络舆情等数据。该中心由队列数据资源、质量控制和数据结构注释3个模块组成。

2. 数据优化中心

数据优化中心针对所采集的多源异构高噪稀疏大数据,研发了数据整合、质量控制、安全管理、分类归并、文本结构化、术语字典、数据标化模块(数据来源标化、关联唯一化、变量/指标标化、术语标化、疾病编码标化、药品编码标化等),成为国家健康医疗大数据北方中心及临床专病队列数据库数据整理优化的标准化工具。包括数据治理工具、同类信息归并、数据信息标准化和队列创建4个模块。

3. 数据分析中心

该中心包括数据驱动的精准医学研究设计与分析技术体系，采用工程学上的工作流程图模式，根据特定需求，将各种复杂的可视化、关联分析、预测决策分析和循证因果推断分析模型，开发为可定制、可修改和可编辑的分析流程。研究人员不需要懂得分析思路、算法原理，也不需要会编写计算机程序，就能方便地在流程图的引导下，自动或半自动化地完成一个项目的设计、分析、结果输出及分析报告打印。具体包括可视化分析、设计分析模板、设计分析流程和分析工具箱 4 个模块。

4. 数据应用中心

该中心是为用户（研究者）提供在线的研究设计与分析。通过上述资源中心、优化中心和分析中心的流程化设计，自动或半自动化实现研究项目的数据采集汇聚、数据整理优化、数据分析及可视化、研究报告输出等。

四　大数据助推医学研究与健康产业

为了推进健康大数据产学研转化，推动健康数据产业化发展，研究院构筑了惠政、惠医、惠研、惠企、惠民"五位一体"的产业孵化平台（见图4）。研究院依托济南国际医学中心和国家健康大数据北方中心联合构建了孵化基地，成立了产业孵化基金。

在惠政方面，已经完成山东省 500 个人群队列的全生命周期健康图谱，包括危险因素图谱、发病图谱、死亡图谱、疾病负担图谱、医疗保障图谱和医疗干预图谱等，也包括健康城市白皮书。这个图谱经过山东省政府发布后，起了很大的作用，形成了山东整个人群的健康图谱，这是融合 130 个数据库的成果。

在惠医方面，通过构建精准医疗体系，实现智能诊断、个性化治

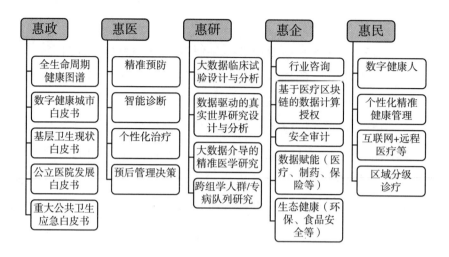

图4　"五位一体"的产业孵化平台

疗，从而辅助预后管理决策。

在惠研方面，山东省卫健委贡献了90个专病队列由研究院来进行管理，每一个专病队列由一个临床专家来牵头，利用这个队列来建立本领域的数据库，目前推进状况良好。

在惠企方面，很多企业已经开展了一些研究，如医保、健康管理、健康保险等领域。

在惠民方面，主要是针对健康管理人群，依托心脑血管病的全省诊疗管理系统，这个管理系统在国家重大专项的基础上将进一步升级，推进利用大数据助力健康医疗产业的发展。

B.5
互联网医疗领域的信用管理

苏伟钟　孔少楠

摘　要： 市场经济是信用经济。当市场越来越成熟，社会信用体系的重要性就会愈加凸显。随着各级政府相关政策的陆续出台，互联网医疗的春天已经到来，互联网医疗业态蓬勃发展，各种机构纷纷投身其中，逐步形成以实体医院为诊疗服务主体，辅以各类院前、院后医疗和康养服务，以医保、商保为筹资方式的市场格局。互联网医疗面临信息安全、信息互通、医保支付、平衡竞争等若干挑战。在未来相当长的时间内，互联网医疗行业依然会高速发展，各种新业态纷纷出现，市场主体更为纷杂。在这种情况下，亟须为各方主体建立全方位的信用管理体系和综合性的监管体系，促进互联网医疗业务的良性运转。

关键词： 互联网医疗　信用管理　监管体系

随着"十四五"规划的开局，我国进入了全面建成小康社会后的新时期，市场经济更加活跃，供给侧结构性改革持续深入，国内外政治经济形势更为复杂。在此背景下，建立以社会信用体系为基础的社会主义市场经济体制，对于促进市场经济的平稳发展、实现第二个百年奋斗目标显得尤为重要。

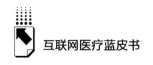
一　互联网时代凸显社会信用的重要性

（一）诚信是中华文化的重要组成部分

中国是"诚信之邦"。2000多年前的《论语》中就提出"与朋友交，言而有信"。在各类经典传统著作中，关于诚实守信的论述比比皆是。

党的十八大提出了社会主义核心价值观，"诚信"二字位列其中。《之江新语》一书指出，"人而无信，不知其可"；企业无信，则难求发展；社会无信，则人人自危；政府无信，则权威不立。

随着市场经济的发展，无论是经济生活还是社会治理，公民和企业的诚信越来越受到重视，诚实守信的公民和企业受到更多的保护，失信的公民和企业处处受到制约。

由此可见，无论是在儒家文化中，还是在当代社会，诚信都是公民需要遵守的基本道德，是社会发展的保障。

（二）社会信用体系助力互联网经济

人类社会的发展离不开信用。个人信用就是道德层面的信用凭证。从原始社会到工业社会，社会制度越先进、文明程度越高，社会分工就会更加细化，商品交换也会更加频繁。

随着计算机技术的发展，互联网极大地改变了商品交易和服务的模式，将若干传统的线下经济行为演化为线上线下并存的新模式，网络经济在提高交易效率的同时，也带来了许多新的问题，例如"三无"产品横行、虚假信息泛滥、消费者难以维权等。因此，互联网时代因其独特的经济行为模式更加需要完善的社会信用体系，只有建立起完善的社会信用体系，让失信主体无处藏身，给予守信主体更好的发展空间，才能让整个社会进入良性循环的发展轨道。

（三）通过"分级分类监管"和"科学信用评价"实现信用监管

在社会信用体系中，不能对信用主体"一刀切"，需要建立分级分类监管模式。对于守信主体，合理地减小监管力度，为企业的发展提供便利条件；对于失信主体，应当加大监管力度，帮助其修复信用，从而在全社会形成"守信主体降成本、失信主体付代价"的良性局面。

信用评价是分级分类监管的基本依据。计算机技术的日新月异和第三方信用服务机构的快速发展为精细化的信用监管提供了全方位的技术和能力保障，可以对企业进行及时的、全方位的信用评价，从而支撑政府主管部门对市场经营主体进行分级分类监管。

二　互联网医疗的发展离不开信用体系建设

（一）我国互联网医疗发展现状

近年来，我国互联网医疗发展迅速，互联网医院如雨后春笋般涌现，网上购药、网上挂号、网络问诊等新业态屡见不鲜，尤其是在2020年抗击新冠肺炎疫情的背景下，互联网医疗的内涵更加丰富，形式更加多样化。互联网医疗包括互联网诊疗、互联网医院、远程医疗三方面的内容（见图1）。

自2005年我国正式开展互联网医疗业务以来，截至2020年3月，国家和地方共发布了88条互联网医院相关政策，其中国家层面出台了17条政策，31个省（区、市）出台了71条地方政策，包括规划准入（31/71）、医保结算（18/71）、风险管控（22/71）

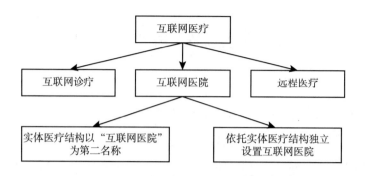

图1 互联网医疗分类示意

三方面。①

当前，我国互联网医疗业务正处在蓬勃发展阶段，参与机构众多，社会分工角色各有不同。

以春雨医生、微医、叮当快药、京东健康、阿里健康为代表的互联网企业以第三方平台方式提供网上问诊、网上挂号、网上售药等服务。

腾讯、百度、搜狗等互联网公司依靠其雄厚的技术和资金实力纷纷成立互联网医院；以众安保险为代表的保险公司、以香雪制药为代表的制药企业、以新氧医美为代表的互联网医疗服务机构，也积极参与互联网医院建设。

以协和医院、华山医院、浙大医院等公立医院为代表的公办医疗机构或医疗卫生监管部门将院内诊疗活动延伸至互联平台，通过网站、手机App或微信小程序为患者提供挂号、候诊、导诊、缴费、查询检查结果等服务。2020年，在新冠肺炎疫情防控的大背景下，为了方便患者、减少院感，各地实体医院加快了建设脚步，短时间内陆续推出了依托本院院内诊疗活动的互联网医疗服务App或微信小程序，为患者提供便利。

---

① 张晓旭：《我们分析了5年来的88条互联网医院政策，今年新政最密集，产业即将进入纵深发展阶段》，2020年4月9日，动脉网，https：//vcbeat. top/OTEyMzNiZjZhNTIwNzU0OWRjMmM0NjAxMjMxOWNmZTI＝。

基于三甲医院的互联网医院的出现，标志着"国家队"全面进入互联网医疗领域，加之医保结算这道关卡被突破，全面的、真正的互联网医疗时代已经到来。

（二）互联网医疗的挑战

随着互联网技术的发展以及公立医疗机构、医疗卫生监管部门的推动，我国互联网医疗发展空间巨大，但是也面临若干挑战。

1. 信息安全

在互联网服务中，用户需要进行个人信息注册。新冠肺炎疫情暴发以来，互联网医疗业务对个人账户实名制的需求更加强烈，若干手机 App 均需要进行人脸识别，同时患者需要在线上和医生详细沟通自己的病情，这些都成了信息泄露的隐患。目前，现行的卫生法律法规中，未明确规定设立互联网医院的条件和程序，在互联网医院的管理及监督方面也缺乏规范的监管标准和制度。

2. 信息互通和医保支付

信息孤岛是互联网社会发展的重要瓶颈之一。每一个未参与数据互联互通的互联网医疗机构都是一个独立信息源。在这个独立信息源中产生的医疗数据、患者数据、医保数据等如果不能被纳入政府监管平台的统一管理，就无法由政府或者第三方机构进行客观公正的评价，从而就无法真正有效地对基于此医疗行为而发生的医保基金支付进行管理。

医保支付是互联网医疗行业能够获得突破性发展的重要条件之一。新冠肺炎疫情防控时期，多地政府已经明确可以将互联网医疗纳入医保，因此有必要将其也一并纳入医保基金监管体系中。

3. 平衡竞争

市场发展需要良性竞争。互联网行业曾经一度出现无序竞争的情况，如何引导互联网企业行业自律和良性竞争是监管部门重点工作内容之一。"魏则西事件"之后,医疗服务的网络宣传环境得到了大力整治,不规范行医的情况得到了一定的遏制。随着医联体、医共体的发展,医疗资源下沉,患者"跨区求医、小病大医"的现象有所好转。但是医疗服务市场中平衡竞争的局面依然没有出现,尤其是在非公有资本的参与下,互联网医院之间的竞争非常激烈,不规范的诊疗行为依然不同程度存在。

(三)互联网医疗的发展趋势

1. 互联网医院的数量将持续增加

首先,在新冠肺炎疫情的持续压力下,为减轻一线医疗服务压力并提高其安全性,互联网医院的数量很可能在这两年持续增加;其次,由于5G时代的到来,医疗信息在互联网上的传输将更安全与保真,这提高了互联网医院网上诊疗的稳定性;最后,随着"90后"逐渐成为消费端的主力军,"90后"对互联网的较高包容度将大大促进互联网医院的发展。

同时,互联网医院数量的增加也会推动政府不断完善相应的监管体系,加快医保进入互联网医院的进程。但需要注意的是,政策落地缓慢的风险仍然存在。

2. 区域性或全国性互联网医疗服务平台将会出现

目前,单体的互联网医院是互联网医疗服务提供的主体,各个公立医院从自身条件出发,将部分医疗服务转到线上。单体的互联网医院远远不能满足患者的医疗卫生需求,也会带来较大的社会资源浪费,因此,未来互联网医院必将是以区域化或者全国性的互联网医疗服务平台为承载,各个实体医院或者互联网医院入驻平台,通过平台实现医疗资源的整合与医疗服务的协作。

在区域性或全国性互联网医疗服务平台的支撑下,医生资源和其他医疗资源将以低成本进行共享,资源可及性得到极大的提高,有助于实现真正意义上的分级诊疗、有序诊疗。同时在平台的支撑下，可以实现电子病历的实时共享和远程医疗，降低全社会的医疗成本，提高医疗服务的效用。

3. 特色专科型互联网医疗机构将会大量出现

当跨区域的互联网医疗服务平台建立之后，医疗资源可及性得到极大的提高，专科型互联网医疗机构将会大量出现。这类机构将以儿科、精神卫生、医疗美容、牙科、皮肤科等为主，通过提供差异化的服务满足不同人群的健康需求。

除了专科医疗机构之外，专科检验、专科护理、专科保险等医疗卫生领域的服务也将迅速发展起来，互联网医疗服务市场上服务提供者将会更加专业、细分，医疗相关服务的种类也会更加丰富。

4. 互联网医疗体系中市场主体种类将会更加丰富

互联网医疗发展之初，由于条件所限，无法获得核心医疗资源，只能以网上挂号、网上咨询为主要业务形式。虽然这些业务并不是诊疗活动本身，也不涉及医疗活动的核心，但是它们使广大患者建立起了互联网医疗概念，也逐步接受了这种新型的医疗服务模式。

随着互联网业态的发展和丰富，越来越多的非医疗资本逐渐进入互联网医疗领域，网络售药业务迅速发展起来。由于药品的特殊性，处方药不可以随意销售，各种依托实体医院的互联网医院随之兴起。

与此同时，第三方涉医服务类互联网业务悄然出现，例如以"医护到家"为代表的陪同看病、上门康养服务；以"水滴筹"为代表的商业医保和救助服务；以"社区580"为代表的家庭医生服务；以"小鹿医院"为代表的中医服务；还有配合智能硬件使用的各类生命体征监测服务，例如血糖、血压、心率、睡眠管理等 App。

互联网已经成为现代生活中不可或缺的基本生活设施，基于互联网的医疗服务业态也会越来越丰富，为人民群众提供更加便捷、高效的健康服务。

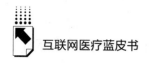

三　构建互联网医疗信用管理体系

（一）信用是互联网医疗服务市场良性发展的基石

任何事物都有正反两面。任何新兴业态在发展的初期都可为用户带来便利，同时滋生许多问题，互联网医疗也是如此。虚假宣传、过度医疗、违法行医、医美"套路贷"等诸多医疗乱象在互联网上层出不穷，严重损害了患者的利益。

信用是市场良性运转的基石。在医疗服务尤其是互联网医疗市场中，信用尤为重要。由于互联网医疗已经可以使用医保进行支付，必须将其纳入医保基金的监管。

很长时间以来，我国的公共医保业务并非由卫生主管部门管理，医保中心更多的是行使医保基金的财政管理职能，并没有对医药卫生领域的药品价格、诊疗行为合理性、医疗卫生机构的经营合规性等方面进行管理，没有发挥医保基金的市场约束力。

2018年，国家医保局成立以后，明确了医保基金的资金支付地位，赋予其市场约束能力，建立医疗市场的信用管理体系呼之欲出。2019年5月21日，国家医保局办公室发布《关于开展医保基金监管"两试点一示范"工作的通知》，在全国17个试点地市，对医保基金的监管方式和诚信体系建设两方面工作进行试点，在医保基金智能监控方面进行示范，为在全国范围内实行科学有效的医保基金监管奠定基础。

（二）为各方主体建立全方位的信用管理体系

1. 为市场主体建立动态信用档案

互联网医疗服务市场中，市场主体众多。医疗机构、药品销售企业、医疗服务机构（包括第三方平台）、医疗卫生服务提供者、保险机构等均为市场主体。

完善的信用管理体系不仅要对医疗卫生机构和医疗卫生服务提供者进行准入要求，还需要对互联网医疗服务市场中所有的机构和参保人员均建立信用记录、信用评价制度和积分管理制度。重点为定点医疗机构建立综合绩效考评机制，将信用评价结果、综合绩效考评结果与预算管理、检查稽核、定点协议管理等相关联。同时加强和规范医疗保障领域守信联合激励对象和失信联合惩戒对象名单管理工作，依法依规实施守信联合激励和失信联合惩戒[①]。

2. 形成多维度的信用评价指标

在信用档案的基础上，面向不同的主体设置多维度的信用评价指标。科学全面的指标评价是整个医保信用体系的核心准则。

根据市场主体的不同，分别建立医疗机构、零售药店、医（药）师、参保人、医保经办机构、医保经办人员、医药企业等信用评价指标体系，针对不同主体的特性进行信用评价[②]。

针对同一主体，除了关注该主体在医保领域的费用使用记录，还需要结合该主体在信贷、纳税、合同履约、产品质量等方面的信用记录，对其进行全面的信用评价[③]。

（三）为互联网医疗建立综合监管体系

1. 建设基于大数据的全过程监管平台

互联网医疗市场中各类主体在生产经营活动中会产生各类数据，

① 郭敏等：《国内外医保基金监管信用体系建设综述》，《中国医疗保险》2020年第11期。

② 范梦颖、周绿林、张心洁：《定点零售药店医保信用评价指标体系构建研究》，《中国卫生经济》2020年第12期。

③ 尹佳、张筱烽、鲜明：《基于史密斯模型的四川省"医疗三监管"政策执行情况研究》，《实用医院临床杂志》2019年第2期。

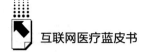

基于大数据的监管平台是全天候的监管体系的基础。大数据不仅意味着数据量多，更意味着数据种类多和数据来源多，能够更加准确和真实地反映真实世界。

无论是机构主体还是个人主体，在提供和接受互联网医疗服务时，均会产生过程数据和结果数据。通过建立监管平台和互联网医疗机构、互联网医疗第三方服务平台之间的通道，全面采集机构主体和个人主体的过程数据和结果数据，能形成准确的、及时的智能监管①。

2. 建立以第三方评价为主、多元主体参与的多维度信用监管网络

在现代社会治理结构中，政府、企业、第三方服务机构构成了稳定的三角形关系。第三方信用服务机构应当在信息采集、加工、分析、应用等方面发挥专业特长，为各类市场主体提供征信、信用评级、信用管理等方面的服务，为政府监管部门提供决策支撑，助力建立现代化的公共治理体系。

信用监管需要多方主体的参与。在互联网医疗信用管理领域，各级医保局、行业自律组织、第三方信用服务机构协同合作、协同监管，各类市场主体积极参与，做到政府治理和社会监督有效结合、他律和自律良性互动，加之有效的奖惩措施，形成"守信者畅行、失信者受限"的良性运转格局。

互联网医疗作为新兴的医疗业态，对于满足人民群众丰富的健康需求、降低全社会的健康成本有非常积极的意义。但互联网不是法外之地，互联网医疗仍然属于医疗卫生服务的范畴，与人民群众的健康息息相关，因此更加需要建设信用管理体系，通过国家监督、行业自律、第三方评价的有机结合，建立良性的生态环境，为互联网医疗的

---

① 缪伟等：《互联网医疗监管机制研究和监管模型设计》，《中国卫生监督杂志》2018 年第 3 期。

发展提供更优质的土壤，让互联网医疗像线下医疗一样，成为满足人民群众健康需求的主要途径。

参考文献

张英杰、张林：《医保信用体系建设为何重要》，《民主与科学》2019年第3期。

赵鞠、严雪峰、李晓楠：《医保诚信体系建设的内涵与路径初探——以无锡市为例》，《中国医疗保险》2019年第11期。

互联网医疗与疫情防控篇

Internet Medicine and Epidemic Prevention and Control

B.6
湖北省健康码在新冠肺炎疫情防控中的应用

湖北省楚天云有限公司

摘　要： 信息化技术构筑的新冠肺炎疫情防控应用为科学防控、复工复产、民生保障提供了有力支撑，健康码是其中最具代表性的应用之一。本报告以湖北省健康码建设为例，论述了湖北省健康码在新冠肺炎疫情防控中的应用，阐述了健康码的产生背景、设计思路、实施落地以及省内推广细节，深入探讨了健康码的创新性、在疫情防控中起到的积极作用及其在快速推广过程中面临的阻力。在疫情防控常态化的背景下，本文对健康码向居民码的升级进行了展望。

关键词： 健康码　疫情防控　政策创新

一 健康码产生的背景

新冠肺炎疫情是新中国成立以来，传播速度最快、感染范围最广、防控难度最大的重大突发公共卫生事件，是对国家治理体系和治理能力的一次大考。信息技术的广泛应用为本次疫情防控攻坚按下"快进键"。与同为重大突发公共卫生事件的"非典"疫情（2003年）相比，由于社会整体信息化程度的提升，新冠肺炎疫情防控方式发生明显改变：移动网络的飞速发展以及智能终端的普及为疫情防控提供全新的载体；大数据、云计算等新一代信息技术的使用提升了疫情防控效率和精准度。相较于"非典"疫情，中国此次采取的防控措施可以简单概括为"全社会、全政府"的形式，协同政府各部门间的联动，以"全政府"参与的方式应对疫情，同时动员全社会的力量参与疫情防控。在一众新型数字化应用中，健康码在本次疫情大考中表现得极为突出。

二 湖北省健康码建设

（一）健康码简要介绍

健康码在杭州市余杭区首推发行。2020 年 1 月 23 日，浙江省第一个在全国范围内启动重大突发公共卫生事件一级响应。2 月 3 日，为了阻断人员流动诱发的疫情扩散，杭州市余杭区率先对小区实施封闭管理。2 月 4 日，杭州市发布通告，进行有序的封闭式管理。2 月 4 日被视为健康码开发中有分水岭意义的一天：在这一天之内，余杭区政府密集召开一系列从研究到部署的会议，实现了从"填报表"到"通行码"的跨越，标志着这一创新应用的诞生。

健康码是政、企、民三方协作治理的产物。健康码的核心是政府

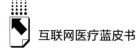
提议、企业研发的技术创新，其信息来源包括公民登记、企业填报和第三方数据，服务对象则主要是公民、企业、基层组织、政府部门。政府是治理主体，企业是创新技术解决方案的提供方，公民则是重要的信息来源与服务对象。

健康码分为终端与平台两部分。公民通过智能设备终端的特定入口，以公民自主申报的方式提交公民个人信息以及健康状态，获取健康码；平台端通过与其他相关数据比对，可以对个人自主填报的信息进行校验，精准、动态地管理人员信息；各市政府组织驻点采集员在社区出入口、交通卡口、公共场所等重点场所出入口，使用扫码应用对终端健康码进行扫描验码，并现场登记体温等信息，完成管控工作。

（二）健康码设计

2020年2月24日，由湖北省楚天云有限公司建设的健康码平台正式上线。健康码平台疫情防控专题库包含如下数据：疫情四类人员数据；互联网数据；政务共享数据。四类人员数据为确诊人员、疑似人员、发热人员、密接人员的信息数据，包括"四类人员"的姓名、身份证号码、户籍信息等。互联网数据是指通过"鄂汇办"App、"鄂汇办"微信小程序、"鄂汇办"支付宝小程序收集的新冠肺炎求助登记数据与居民健康上报数据。政务共享数据基于湖北省"数字政府"项目数据。湖北省大数据能力平台已经汇聚的48个省直部门1471项数据、累计87.14亿余条政务数据，涵盖人口、户籍、婚姻、社保、纳税等核心领域。

在湖北省健康码平台的建设中，政、企、民三大主体分别对应作为湖北省数字政府建设方楚天云公司，腾讯、阿里两大互联网企业，以及湖北省内居民。湖北省健康码服务共享平台、腾讯健康码平台、阿里健康码平台构成整个湖北省健康码系统中的平台端，对应的三大终端分别是"鄂汇办"的 App、微信小程序以及支付宝应用。健康码分为绿色、黄色和红色三种，分别代表个人病毒携带风险的不同等级：持有绿码为低风险人员，可以凭码通行；黄码和红码出行就会受阻，需要进行一定时间的隔离，满足要求后即可转变为绿码。其中持有红码者代表确诊病例、疑似病例、发热病例、无症状感染者；持有黄码者代表在管的密切接触者。

在具体实施过程中包括三大应用场景：赋码、验码和转码。赋码业务发生在群众首次申领健康码的过程中，群众可以选择通过"鄂汇办"App、"鄂汇办"支付宝小程序或"鄂汇办"微信小程序上报健康信息，在各自系统中完成赋码，并实时将生成的基础数据向省健康码共享平台同步，初步汇集群众的健康信息，填充新冠肺炎疫情库中的数据（见图1）。验码业务是通过扫码终端对所生成的二维码进行扫码验证，读取到群众填报的健康信息以及此前的扫码记录。向下细分为两种不同情形，对于腾讯、阿里双方扫码应用扫各自后台系统生成的健康码，扫码验证流程不变，但需向省健康码共享平台同步扫码记录数据。对于双方扫码应用，扫对方后台系统生成的健康码，扫码验证流程发生改变，应向省健康码共享平台查询对方健康码的基础信息和验码记录，并完成验码业务（见图2）。转码业务是针对治愈确诊病例、疑似病例、无症状感染者，隔离期满28天无复发症状并开具相关证明的，红码可转绿码；发热病人经诊断排除新冠肺炎病例，或经14天隔离无症状并开具相关证明的，红码可转绿码；对在管的密切接触者，满14天解除隔离并开具相关证明的，黄码可转绿码。从流程上讲符合转码条件的市民通过"鄂汇办"App、支付宝小程序、微信小程序申请转码。市、区新冠肺炎疫情防控指挥部对提交申请的人员健康变化状态进行核实、确认，核定通过的即时转码，审定不通过的则不予转码，并告知不予转码理由。

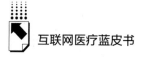
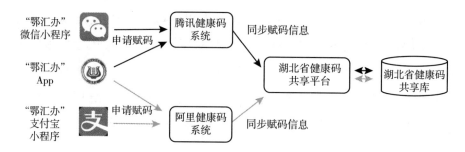

图 1　湖北健康码的赋码流程

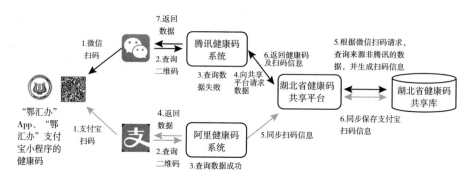

图 2　湖北健康码的验码流程

三　湖北省健康码应用

（一）湖北省健康码的推行

湖北健康码自 2020 年 2 月 24 日上线以来，截至 2021 年 2 月，累计完成赋码逾 5300 万人次，累计完成扫码近 6 亿次（见图 3）。在上线初期，湖北省健康码的定位是"防疫期间的电子通行证"，原则上在政府设立的各个检查点持有绿码方可通行，黄码、红码持有者则需要进行隔离医治。相较于最初仅作为通行凭证使用，2020 年 3 月 29 日，武汉公共交通恢复通行后，在人员流动强度高、人员密集性强的公共交通设施中，乘客不仅被要求出示健康码绿码，在进站乘车和车厢内分别需要执行扫码操作，即武汉市实名乘车二维码与车厢码。人员聚集区域扫描健康码与公共交通扫描乘车码双管齐下，通过最小限度收集关键节点的信息就能够精细化把握新冠肺炎疫情防控时期人员流动的轨迹，对于重点人群能够起到即时筛选警示的效果。在此之后，随着疫情防控常态化发展，人员的跨省流动逐步放开，健康码信息的跨省互认全国统一成了最紧迫的需求。

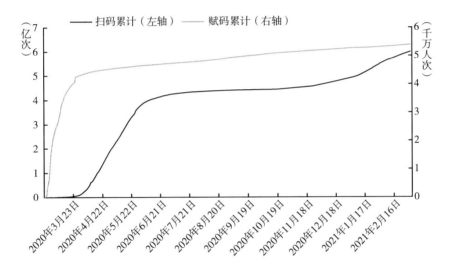

图3 湖北健康码累计赋码、扫码数量

（二）湖北省健康码取得的成效

健康码是数字化治理思维的产物。治理能力现代化带来的理念上的转变，使得在社会治理的各个阶段——发现问题、组织协作、问题的协同解决，都以数据为重要依据。

数字化治理是随大数据技术的发展应运而生的新型政府治理思路，但这不能完全概括健康码的创新性。区别于技术创新带来理论维度的新的可能，健康码政策的制定是"理论先行"倒逼技术实现的。

简单来说，健康码诞生于全新的业务应用场景，它面对的是如何在控制新冠肺炎疫情传播的同时，便利居民日常出行和企业复工复产，如何在人员流动而不是"封城"的前提下，实现不同来源地"一城一策"的精准治理，这些需求是对技术创新最直接的拉动。相对于之前以"封城"阻隔疫情传播为代表的对社会静态的治理需求，健康码所面对的场景反映的是面向流动社会的管理需求。

此外，健康码的一大特性在于它的设计是自下而上的。健康码是来自基层的对于控制疫情发展的需要。这种情形下，多方协同治理的主观能动性会更大程度地被激发，其中的运作逻辑符合作为服务对象的民众的认知；来自基层的需求则意味着政策在寻求基层协同的过程中，来自基层的配合是自发自愿的。

健康码对我国开展、推进数字治理具有重要意义。健康码成为我国以及其他国家开展新冠肺炎疫情防控的重要工具，既是疫情防控经验的积累，也是治理环境、治理技术、治理政策综合演进的结果。快速、普遍、有效地使用健康码，既能缓解疫情防控的复杂性，同时能够促进复工复产、经济复苏以及社会的有序流动。

四 湖北省健康码与其他先进地区的比较

湖北省健康码是第一批积极响应推广的地方政策，随着政策的推行，越来越多的问题不断暴露。其中最为突出的就是"全国一盘棋"需求和"一城一码"现实之间的冲突。疫情防控初期，虽然湖北省健康码发挥了积极而重要的作用，但由于标准不统一、数据不共享、缺乏互认机制，给跨地区流动带来不便，成为制约复工复产的重要因素。为了消除这种短板，中央政府层面通过消除"技术壁垒"、促进"异地互信"等举措，来推动健康码"全国互认"，从而积极消解了这一治理过程中的隐性阻力。

此外，湖北健康码系统在建设之初也存在一定的前瞻性不足的问题。具体体现为临时搭建的系统功能只能对健康码单一应用场景提供支持，并没有有机地融入整体的数字化治理体系。相较之下，浙江省充分利用本地的大数据基础设施，将健康码整合进防疫六大措施之中，即一张网、一幅图、一指数、一个码、一平台和一通道中的"一个码"。虽然在设计上与湖北健康码系统大同小异，但是健康码在其中不是一个孤立的政策载体，而是整体数字防疫中的一个有机组成部分，与其他措施形成完整的互相支撑的链条。一方面这仰赖浙江省扎实的大数据建设应用基础，另一方面也得益于浙江省互联网企业聚集，拥有足够的技术沉淀且有充分的政企合作基础。这种"政策孤岛"带来的最直接的影响在于，在整体疫情防控大背景向常态化转移的过程中，健康码难以快速有效地进行转化。然而实践证明，"码"具有广泛的群众基础，在健康医疗、健康消费、健康出行、医保结算、交通出行、文化旅游和体育健康等服务方面可为健康码持有者来便利，在智慧城市服务的各类场景中具有巨大的连接优势，是建设新一代智慧城市、数字政府的最佳切入点和载体。

五 湖北省健康码展望

随着疫情防控向常态化转变，健康码的应用场景也在寻求常态化转型。湖北省按照国家和省有关工作部署，以做好湖北省新冠肺炎疫情常态化防控工作，有力保障经济社会秩序全面恢复，促进健康码与民生服务领域融合为契机，将湖北省健康码进行服务延伸，以居民二维码应用为核心，发展成为居民码，夯实居民码的基础设施，健全统一居民码基础体系，并逐步开启湖北省健康码在疫情防控常态化阶段的场景应用，探索居民码运营模式，将居民码发展成为连接各类便民服务的入口，逐步实现"一码通用""码上经济"。针对城市内主要

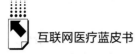
高频场景，如居民码扫码、亮码，健康信息登记等防疫服务；学校复学、招考等场景；公交、地铁、停车等交通出行验票服务；电子健康码、挂号就医、电子病历、医保缴费等医疗健康服务；图书馆、博物馆、社区出入码、公园景区等城市公共区域核验服务；围绕居民日常生活的各个场景，上线一批高频扫码服务。同时，按照应用引导、用户自愿原则，在居民码中加载个人电子证照、支付凭证等多种信息，实现政务服务"一码通行"。

参考文献

联合考察组：《中国—世界卫生组织新型冠状病毒肺炎（COVID‐19）联合考察报告》，国家卫生健康委员会疾病预防控制局，2020。

史晨、马亮：《协同治理、技术创新与智慧防疫——基于"健康码"的案例研究》，《党政研究》2020年第4期。

吴思静、苏长聪、刘小舟：《浙江省大数据在疫情防控中的应用实践与思考》，《中国卫生信息管理杂志》2020年第5期。

吕鹏：《数字科技"战疫"与国家治理能力现代化》，《中央社会主义学院学报》2021年第1期。

谢新水：《疫情治理中的健康码：认同与张力——基于"一体两面"三重交互界面的探究》，《电子政务》2021年第1期。

史晨：《从社会科学到社会工程：高校智库的定位策略、问题意识和未来走向》，《深圳大学学报》（人文社会科学版）2017年第5期。

行业应用篇

Industry Application Reports

B.7
"互联网保险＋健康医疗服务" 商业模式分析与实践

刘挺军

摘　要：　数字时代叠加长寿时代深刻地影响着中国的未来。将
保险支付与健康医疗服务结合是未来商业健康保险发
展的趋势，也是保险行业转型升级发展的关键之一。本
报告通过分析互联网推动商业健康保险快速迭代创新
发展，从保险支付端切入互联网医疗服务的行业现状、
经营特点及发展趋势，结合泰康在线的战略规划和业
务发展，研究如何更好地推进"互联网保险＋健康医疗
服务"的商业模式，并提出在"双时代"背景下，未来
应构建一个大健康多产业协同发展的保险新生态，为
客户提供一站式全方位全周期的健康医疗服务。这为
保险行业高质量发展提供了战略思考和实践经验。

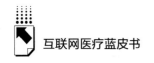

关键词：　互联网保险　健康医疗服务　商业模式

一　数字时代叠加长寿时代的大背景

当前，我国经济社会发展正处于百年未有之大变局的关键时期，也是"两个一百年"奋斗目标的历史交汇期，多种因素相互叠加、交互作用，塑造了我国新阶段发展的时代背景。

（一）数字时代

以5G、AI、物联网等新一代信息技术为代表的生产力革命，正在推动着生产关系、社会结构和生活方式发生根本性的变化。数字化逐渐成为未来经济社会发展变革的核心驱动力量之一。特别是在新冠肺炎疫情突发的关键时期，"线上化""无接触""远程会议""在线教育""互联网医疗"等走向台前，让线上消费、网络直播、云上办公等成为常态，这大大加速了新消费习惯和新型商业模式的发展。可以说，数字经济在疫情暴发后起到了社会"稳定器"的重要作用。

随着信息数字化新基建的加速推广，数字技术会渗透到经济社会发展的各个方面，人类社会将彻底进入数字时代，万物互联、信息互通，全面走向数据化、智能化。而个性化、定制化、智能化的生产将成为数字经济的主体业态。"AI＋"、物联网等将催生电子商务、平台经济、健康医疗等新产业、新模式的不断创新。拥抱科技、拥抱数字时代将成为经济社会发展的主要推动力和必然趋势。

（二）长寿时代

如上所言，人类社会全面进入数字时代已然成为大家的共识。对于人类自身发展，正在有一场渐变的、普通人不易感知的，但它一定会到来，而且是加速到来、不可回避的变化，就是老龄化。根据国家统计局公布的数据，中国 65 岁及以上的人口占比已经从 2000 年的 7.0% 上升到 2019 年的 12.6%。据联合国预测，到 2025 年预计每 4 个中国人中就有 1 位老年人。与数字时代背后的新技术更迭不同，老龄化是基于人类本身的根本性变革。

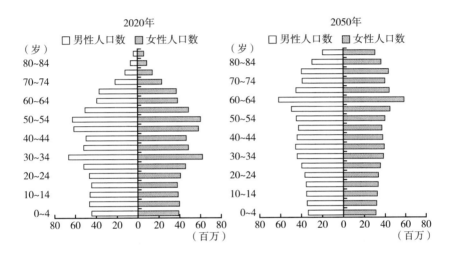

图 1　2020 年和 2050 年中国人口结构

资料来源：World Population Prospects 2019 数据库。

进入深度老龄化社会后，人类将是一种什么状态呢？我们认为应当称之为"长寿时代"。正如泰康保险集团董事长陈东升所概括的那样，"长寿时代"具有五大特征，分别为低死亡率、低出生率、寿命延长、人口年龄结构将由金字塔结构转变为柱状结构、平台期老龄人口占比会超过 1/4。

陈东升认为，长寿时代是比老龄化更为全面和更为积极的认知，它是指老年人口占比上升到一定程度后，人类社会的一种相对稳定的状态，强调的是人口结构转变后的新均衡及其带来的影响，是启迪社会和个人立足全生命周期积极主动地应对这一变化的过程。

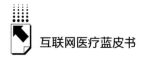

长寿时代将是未来社会的新常态。这种新常态必将带来劳动力、资本、科技等经济增长要素在时空维度的重组，在需求和供给两端改变现有的生产和消费的逻辑。

在数字时代叠加长寿时代的"双时代"背景下，受新冠肺炎疫情的冲击，人们更加关注生命健康和生活质量，对美好生活的追求全面升级，大健康产业成为未来发展潜力巨大的行业之一。在《"健康中国2030"规划纲要》中，将"健康中国"上升到国家发展战略。政府部门积极引导、大力支持并广泛参与大健康产业的发展。预计"十四五"期间，大健康产业将保持30%以上的高速增长，拥有巨大的增量市场。

对大健康产业链来说，健康医疗服务是整个大健康产业的重中之重，是增长和发展的核心驱动力；医疗保险则为大健康产业提供资金支持。作为我国多层次医疗保障体系重要组成部分的商业健康保险的经营者，保险行业在"双时代"背景下，如何积极应对诸多挑战，如何实现转型升级，走高质量发展的道路，成为整个保险行业面临的共同课题。

二 互联网推动保险向健康医疗延伸

长期以来，保险和健康医疗行业之间都有着密切的联系。随着互联网等新技术的介入，双方对彼此的期待和需求越来越强烈。互联网医疗不再作为传统医疗健康体系的附属，纷纷开始"跨界""融合"，探索构建"保险＋健康""保险＋医疗"的产业新模式，让其自身的闭环属性越来越明显，"医＋药＋保"协同发展的商业模式逐渐成为产业共识。

（一）互联网带动商业健康保险

近年来，在国家政策和移动互联网的助推下，商业健康保险实现爆发式增长，成为继车险之后能够引起全社会关注的"网红"业务。商业健康保险，纵横人身险和财产险两大业务条线，覆盖保险公司、中介渠道、个人代理人以及第三方互联网平台等所有渠道，成为各家公司经营发力的重点，引领了近年来保险业的增长。2020 年，健康险保费达 8173 亿元（见图 2）。

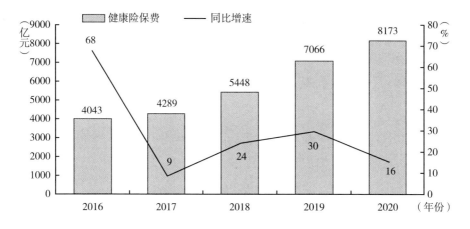

图 2　2016～2020 年健康险保费增长情况

资料来源：中国银保监会。

商业健康保险，特别是医疗保险，少了一点金融的"杠杆"属性，多了一点服务属性和平台效应，也更具有多产业聚合的生态连接属性。这一点决定了商业健康保险具有强服务、规模化、资源聚合和分发等特点，它的盈利模式可同时来源于承保支付端和服务供应端。

2016 年以来，在"保险回归保障"的监管要求、人们健康意识觉醒、移动支付普及、互联网平台介入等多种因素推动下，百万医疗险快速爆红。其间百万医疗险经历了 2016 年销售价格的竞争，产品售价越来越低，保额越来越高，保额甚至突破千万；2017 年销售渠道的竞争，各大互联网平台介入，推动了保险运营和销售方式的创新；2018 年产品创新的竞争，缴费方式、保障责任、增值服务等不

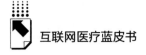

断迭代；2019 年受销售成本高企、赔付出现恶化等影响，开始理性发展，加强成本管理。2020 年在新冠肺炎疫情的冲击下，百万医疗产品开始向服务端延伸，探索打造"保险＋健康管理""保险＋药品配送""保险＋消费型医疗"等业务模式。

百万医疗险主要满足了人们对于医疗费用上涨风险的担忧，以其高性价比、简单、便捷等特点，有效推进了消费者的保险教育，提升了商业保险的覆盖率和可负担性，让更多的三、四线城市及其以下地区的居民和 90 后、95 后移动互联网的年青一代拥有了人生的第一张健康险保单。让健康险从一个冷门的产品，变成了每个人日常生活的必需品。

4 年多来百万医疗的快速发展，见证和推动了商业健康保险市场持续的壮大和保险消费者覆盖面的扩大。根据艾瑞咨询发布的《2020 年中国百万医疗险行业发展白皮书报告》，2019 年中国百万医疗险保费收入规模为 345 亿元，2020 年约 520 亿元，未来几年百万医疗险市场仍将保持快速增长，保费规模有望于 2025 年突破 2000 亿元。2019 年百万医疗险用户规模已达 6300 万人，2020 年这一指标将突破 9000 万人，客均保费达到 540 元。

但是，由于百万医疗产品同质化严重、价格竞争出现类似于"车险化"的倾向、全成本经营管理较为粗放以及部分销售不合规等问题，严重透支了消费者的消费信任和需求意愿。

我们认为，未来商业健康保险发展将面临需求侧、供给侧和监管侧的新变化，需要提前应对和做好布局。

1. 需求侧

民众健康保障意识大大增强，开始出现差异化的需求和期待，例如商保产品和医保体系能够有效衔接、不同人群应保尽保、更加注重健康监测和管理等。与此同时，人们对于高质量医疗服务的需求日趋明显，优化就医环境、提升医疗质量、注重消费体验是新生代人群更为看重的方面，而不再只是考虑价格因素。

下一步，医疗险应该提供更加丰富多元的保险责任，覆盖更多需求未被触及的人群，关注区域化发展的机会，提供多渠道、多层次、高质量的健康医疗服务。要从目前一个产品保障逐步过渡到以客户需求为核心的一整套风险解决方案。

2. 供给侧

受疫情影响，以线上问诊为代表的互联网医疗快速发展，发挥了社会"稳定器"的作用，推动了医疗服务在供给上逐渐发生结构性的变化。例如，互联网医疗的诊断（问诊、咨询）、慢病复诊、药品采购和配送等方面在疫情暴发后起到了非常重要的作用，有效配置了卫生医疗资源，弥补了供给侧不足的现状。

互联网保险在前期产品责任创新和增值服务丰富的基础上，可以在深入分析互联网医疗和院内院外服务衔接等新需求的前提下，向健康医疗服务方面延伸，探索"保险＋医疗"融合发展的道路，向互联网全面医疗解决方案提供者的定位发展。

3. 监管侧

政策是大健康产业发展的决定性因素。2009 年《中共中央　国务院关于深化医药卫生体制改革的意见》颁布，启动了中国医改的序幕，政策红利持续释放。国家始终高度重视商业健康保险在多层次保障体系中的作用，多个重磅文件对商业健康保险的定位和发展予以明确，商业健康保险发展进入快车道，逐渐成为医疗保障体系中的重要组成部分。

特别是在 2020 年下半年，国家相关部委在多层次医疗保障制度顶层设计、药械集采、医保目录调整以及个人账户活化等方面动作频频，加速塑造着健康医疗产业发展的新环境。在此背景下，商业健康保险可以在门诊领域、慢病特病领域、带病人群和老年人群保障领域以及与互联网支付相关联的服务体系建设等方面开展探索。

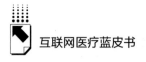

（二）互联网医疗迎来发展新阶段

互联网的出现和快速发展，为保险行业与健康医疗行业的融合打下了重要基础和提供了发展空间。互联网医疗自诞生以来已经有 20 余年的发展历史，一直在曲折中向前发展。政策法规始终是制约该行业商业模式明确、实现可持续发展的关键因素。

随着移动互联网的普及以及大数据、人工智能技术的应用，互联网医疗短期内实现了快速增长。根据 Frost & Sullivan 统计，2012 ~ 2019 年，互联网医疗行业复合增长率为 38.7%。预计 2025 年互联网医疗产业规模将突破 2000 亿元。

2020 年是互联网医疗行业发展的转折之年。新冠肺炎疫情极大地激发了消费者对互联网医疗的需求，多项互联网医疗的指导文件和政策细则出台。3 月颁布的《关于推进新冠肺炎疫情防控期间开展"互联网＋"医保服务的指导意见》中明确，对符合要求的互联网医疗机构为参保人提供常见病、慢病线上复诊等服务的，各地区可以依照规定纳入医保支付范围。10 月颁布《关于积极推进"互联网＋"医疗服务医保支付工作的指导意见》，明确"互联网＋"医疗服务的医保支付工作三大原则：优化服务，便民惠民；优先保障门诊、慢病特病复诊续方需求；线上线下一致，鼓励公平竞争。

特别是 12 月颁布的《关于深入推进"互联网＋医疗健康""五个一"服务行动的通知》，明确提出全行业横向、纵向要深化落实"五个一"服务，包括推进"一体化"共享服务、"一码通"融合服务、"一站式"结算服务、"一网办"政务服务、"一盘棋"抗疫服务等 5 个方面 14 项重点举措。该政策的逻辑，就是纵向形成线上线下一体融合，横向逐步实现在线服务提供从健康咨询、复诊、审方到电子处方流转、药品配送、追踪随访再到社区转诊等服务内容。目标就是要解决横纵互通、信息互认的问题。我们认为，推进"互联网

＋医疗健康""五个一"的意义重大，当前"互联网＋医疗"的深层次壁障和阶段性痛点都将随着这份文件的落地而逐渐清障。

国家对互联网医疗领域的鼓励与支持，为其发展提供了日益完善的发展环境。各项政策综合利好，正在推动互联网医疗深度参与医改工作，助力以"医疗、医药、医保"三医联动为核心的医保体系建设事业，发展前景广阔。

互联网医疗不是把健康医疗相关细分产业简单地线上化。它依托AI、物联网、大数据、云计算等新科技，针对传统健康医疗服务体系中各个环节的"痛点"，把产业链上的不同领域进行重构和再组合，形成商业模式上的创新。线上问诊、购药配送、慢病管理等，正是在细分领域解决行业和消费者痛点的商业模式创新。

当然，互联网医疗在蓬勃发展的过程中，也面临着很多现实的挑战。例如：医疗行业专业性壁垒高，能力和优势只能建立在日积月累的数据和经验沉淀上，即后进者面临较大的"沉淀式"竞争壁垒；医疗需求低频，用户经营黏性比较差，平台品牌建设压力较大；目前盈利集中于药品、器械以及保健品销售，毛利润率较低，无法建立C端盈利能力；服务网络建设平台化，给服务资源的管理和品质把控增加了难度。

（三）产业链延伸和融合成为未来发展趋势

"大健康产业"是一个产业集合的概念。从产业链上看，包括医疗服务、健康管理、药品器械制造和流通、医疗信息化和医疗保险等细分领域，各产业之间受制于多重因素影响，相互割裂问题突出，信息严重不对称，协同效率不高。正是对这些问题的准确认识和逻辑的深刻理解，国家在医改之初便确立了"医药、医疗和医保"三医联动的改革方略。10多年来，国家各项医改政策出台，均围绕"三医联动"而展开，并逐渐得到彻底的落实。

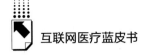
　　三医联动的改革体现在商业领域，就是"医、药、保"三个产业之间的延伸和融合。实现在一条产业链上不同产业之间的协同发展，从而在更广的视角、更高的层面对复杂的大健康产业链进行有效整合，形成管理闭环，推动医疗效率的提升。

　　同时，由于健康医疗需求的多样性，服务一个客户往往需要涉及很多领域，例如医疗、医药、器械、监测设备、康复、保健品等。另外，很多健康医疗需求都是连贯的，这种连续性决定了面对同一个客户时，商业上切入的机会和视角会有很多。只要在某一个环节上客户产生了强烈的信任感和认同度，那么，其他产业链上便有销售促进的可能。所以，大健康产业链上"医＋药＋保"不同产业之间的相互延伸和融合将是未来商业模式发展的大趋势。

　　在实际经营中，从保险切入构建"医＋药＋保"经营闭环，提升协同服务客户的效率，已经有了一些有益的探索。Oscar Health 是一家总部位于美国纽约的健康保险公司，成立于2012年，它采用典型的"互联网＋保险＋医疗"模式，以"重新设计保险以适应用户体验"为目标，融入医疗护理流程的核心环节，采用互联网和科技手段使客户决策更简单，还节省了医疗费用。国内保险企业的健康险经营也正在纷纷探索与医疗、药品等领域的融合，将逐步成为行业未来的主流发展方向。

三　构建"互联网保险＋健康医疗"商业模式的创新实践

　　泰康保险集团在保险业中最早提出"大健康"产业生态战略布局。成立于1996年的泰康保险集团，至今已发展成为一家涵盖保险、资管、医养三大核心业务的大型金融保险服务集团，迈入世界500

强。泰康保险集团积极践行健康中国战略，整合保险支付与医养服务，全面建设大健康产业生态体系。

2007 年泰康就开始了"保险＋医养"的探索和创新，逐步形成了"健康、长寿、富足"三大闭环的商业模式：一是寿险和养老服务结合，形成长寿闭环；二是健康险和医疗服务结合，形成健康闭环；三是养老金和资产管理结合，形成富足闭环。在"三大闭环"中保险承担着支付的使命，是整个大健康产业生态的支付入口，发挥着核心枢纽的引领作用。

泰康保险集团旗下的互联网保险公司泰康在线，在集团整体战略规划中，定位为大健康生态体系重要的线上入口，是从保险支付向互联网医疗服务领域延伸的经营布局，也是作为集团产品、服务和科技创新的先锋军、试验田。

泰康在线秉持"让保险更安心、更便捷、更实惠"的经营理念，落实"保险＋科技""保险＋服务"的双生态发展战略，积极应用 AI、大数据等新技术，深入社会服务的各个领域，创新研发与互联网生态完全贴合、与医疗健康生态深度融合、与人民美好生活高度吻合的保险产品和服务，并通过基于内部生态建立业务壁垒、基于外部生态进行广泛合作等形式，将保险保障扩展到健康管理、医疗服务、风险防范等领域，搭建起互联网保险和健康医疗服务的生态合作圈。截至 2020 年底，泰康在线合作渠道超过 500 家，接入服务医院超过 2700 家，合作药房超过 5000 家，服务用户达到 1.26 亿人。

泰康在线将互联网保险和健康医疗服务资源相结合，推动业务与服务高效协同，实现了保险保障和健康医疗服务资源的需求精准匹配和数据双向循环，可以更好地匹配用户需求和更好地覆盖用户关切，这或将是保险行业转型升级的关键之一。

在具体业务上，凭依大健康布局及服务资源的整合连接，泰康在线先是与泰康拜博口腔打造了"爱牙保""儿牙保""种牙保"等融合了口腔保障与齿科服务的系列产品，为保险延伸出新的价值，也让医疗服务有了保险产品这个全新的载体。据统计，泰康在线系列齿科产品平均为用户节约费用达60%，不仅降低了种植牙的费用，且实现了用户线上预约、到店种牙、签字即走的一站式流程。在这个基础上，泰康在线进一步将泰康旗下的医疗资源及合作医院与保险产品结合，先后推出"泰爱保·百万医疗险（尊享就医版）""泰保贝·儿童尊享门（急）诊险""微医保·门急诊医疗保险"等，充分融合了保险与优质医疗资源，让产品端与服务端在整合中产生了"化学反应"。

泰康在线基于外部生态建设的保险产品也是备受关注，包括首款互联网社交产品"微互助"、首款微信客户端健康险"微医保"、首款独立特药保障"药神保"、首款私人艺术品保险"臻品有约"等多项产品。

泰康在线自主研发的国内保险行业首个以管理人群疾病风险为目标的疾病管理体系。以病种为视角、以患者旅程为线索，针对客户疾病风险特征提供主动式健康管理服务，打通"服务＋控费"的新路径。这类精准服务特定需求的产品，已经不再局限于产品服务本身，多维的健康管理数据可以更好地反哺保险产品端，实现更加精准的产品定价和更具个性化的产品创新。也可以反哺医保体系，提升医疗服务质量和降低费用成本。泰康在线实践中的这种双向赋能下一步将作用于泰康保险集团的整个医疗大健康体系，会推动大健康产业全局的品质与效率的提升。

当然，泰康在线作为财险公司，也非常注重风险管理工具这一独特优势的发挥，通过责任险、财产险等业务实现反向赋能，为集团实体重资产的大健康生态产业链的打造分担相应的经营风险。

四　保险行业需要构建一个全新的生态

在实际经营过程中，我们越来越深切地感受到：客户需要的通常不是保险公司的理赔款，而是一个对抗风险的综合解决方案。客户对于保险的需求正在跨越"金融属性"，期待更多更好"服务属性"的满足。所以我们认为，保险行业的竞争将从产品、销售、队伍等领域的竞争，向服务领域不断升格、无限多维，其终极赛道将是综合服务整合和落地能力的比拼。

未来，推动保险行业实现高质量发展，从销售端向服务端转变和延伸，需要构建一个全新的生态来满足客户多元需求的变化，助力人们对美好生活的追求。

这种保险新生态将是一种全新的产业服务生态，是以保险支付撬动健康医疗服务等大健康产业协同发展的体系。它基于客户需求的变化，以守护美好生活为出发点，拥抱科技、拥抱数字，发挥保险支付的聚合器、分发器作用，广泛连接上下游服务资源，为客户提供对抗风险的综合解决方案。

保险新生态有两个特点。第一，产品内涵扩展，突破产业链整合服务资源。从产品创新到服务制胜，从金融解决方案转变到服务解决方案，保险不断整合上下游产业链，各环节联系越发紧密。第二，客户群体变迁，保障人群实现全量扩展。覆盖人群从广泛人群到细分群体，从一、二线城市扩展到下沉市场，从标准体人群到带病人群、老年人等非标群体。

构筑保险新生态，需要打造四项核心能力，分别是连接能力、融合能力、风控能力和品控能力。连接能力是指与客户的连接和与上下游服务资源的连接，这是生态建设的前提；融合能力是指通过产品服务化、服务产品化，从物理反应到化学反应，实现保险支付与上下游

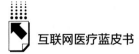

服务资源的水乳交融；风控能力是指构建风险量化体系，精准判断风险，智能数据分析，构建保险新生态的基础设施；品控能力是指全链条服务品质的控制能力，保险新生态将连接更丰富的服务资源，需要具备完善的品控体系，才能够为客户提供稳定的、高品质的服务。无论是连接能力、融合能力，还是风控能力、品控能力，出发点都是高度聚焦客户，实现客户需求和服务资源的精准匹配和全流程数据的双向循环。

"十四五"时期，我国将开启全面建设社会主义现代化国家的新征程。推动保险业实现高质量发展是时代赋予我们这一代保险人新的使命和责任。全面贯彻健康中国战略，以客户需求为核心，以保险支付为引领，构建一个大健康多产业协同发展的保险新生态，提供一站式全方位全周期的健康医疗服务，使保险保障更好惠及全体民众，不断助力人民对美好生活的向往，服务国家实现高质量发展。

B.8
基于互联网医疗的慢病
健康管理体系建设

万　军

摘　要： 互联网医疗通过搭载云计算、物联网、大数据等智慧应用，在改善医疗服务、优化资源配置、推进分级诊疗、助力全民健康方面取得跨越式发展。面对国家日益严峻的慢病防治形势，要善用互联网医疗新业态，探索慢病健康管理新模式，释放互联网医疗核心价值。武汉大学人民医院互联网医院创新筑建综合性便民医疗服务平台，运用丰富的场景功能，构建多学科慢病管理团队，搭建主动120模式的区域化慢病健康管理服务体系，率先在省内开展"医卫融合"慢病规范管理示范应用。本报告还对建设中存在的物联网与信息化发展等技术缺位、顶层设计与认识不足等管理缺位、医工交叉人才培养与人工智能边界等发展缺位问题进行分析，分别从政府、受众、医疗机构与人工智能治理四个层面提供对策建议，切实推进基于互联网医疗的慢病健康管理服务施惠于民。

关键词： 互联网医疗　慢病管理　互联网医院　医卫融合
人工智能

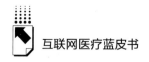

随着互联网等技术在医疗行业不断深入运用，互联网医疗作为医疗服务的一种新形态，深刻影响着医疗服务业态和健康管理创新。尽管目前我国互联网医疗发展势头强劲，但如何挖掘新时代医疗服务蕴藏的巨大潜在价值，更好地提升人民群众的就医获得感，使互联网医疗的创新运用落到实处，就必须在患者需求与诊疗目标实现之间架起一座技术桥梁，求模式转变，强体系建设，互联网医疗的智慧应用才能标本兼治，行稳致远。

一　互联网医疗的发展概述

随着互联网技术的蓬勃发展和人民群众对健康需求的日益增长，互联网技术赋能医疗服务的新趋势正逐渐凸显出来。党中央高度重视"互联网＋医疗"工作，2015年至今，国家和地方已出台超过120余条互联网医疗相关政策文件，建设步伐已由框架迈入细节设计阶段。2020年，新冠肺炎疫情的突袭，为互联网医疗进入"实战"状态吹响了智慧应用的集结号，5G、人工智能、大数据等"新基建"助推互联网医疗高速发展，从中央到地方的政策支持和创新诊疗手段，利用"非接触式"诊疗，运用数字化管理与精细化运营，极大提升了医疗服务的可及性与智慧化。

聚焦互联网优势的医疗服务，搭载云计算、可穿戴设备、AI、大数据应用等科技技术，具备跨时空、智慧化、云共享的特性，颠覆传统医疗模式已然成为现实，对改善医疗服务、优化资源配置、推进分级诊疗、推动健康中国战略具有重要意义。

二　我国慢病人群的健康管理状况

随着社会经济的不断发展以及医疗卫生事业的进步，人民的生活方式和饮食结构已发生翻天覆地的转变，同时，人口老龄化的现实给我国人群的健康管理带来了新的挑战，与之密切相关的慢病发病率也日渐提高。

慢病是指不构成传染，病因复杂，具有长期积累形成肌体病理损害的疾病，容易受遗传和环境因素共同影响，其特点为发病率高、起病隐匿、迁延不愈、控制率低、致残致死率高[①]。2011年世界经济风险报告提出警示：以心血管疾病、肿瘤疾病、糖尿病、呼吸系统疾病、精神系统疾病等为主的五类慢病在未来20年对国家的医疗体系和经济体系将带来深远影响。[②] 据国内公开资料整理，我国慢病导致的疾病死亡率占总死亡率的86%，其疾病负担已占到总疾病负担的75%。以心血管疾病为例，国家心血管病中心发表的《中国心血管病健康和疾病报告2019》显示，2019年我国心血管疾病患病人数约3.3亿人，其中脑卒中1300万人、冠心病1100万人、肺心病500万人、心力衰竭890万人，风心病250万人、先天性心脏病200万人、下肢动脉疾病4530万人，高血压2.45亿人（见图1）。[③] 心血管疾病的相关医疗费用正逐年递增，已经超过GDP增长速度。慢病已对我国居民健康构成严重威胁，并逐渐成为国家经济社会发展的重大制约因素。

2017年2月14日，国务院印发了《中国防治慢性病中长期规划（2017—2025年）》（以下简称《规划》），文件提出预期目标，到2020年和2025年，30～70岁人群因慢病导致的过早死亡率分别较2015年降低10%和20%。针对当前的医疗服务需求与矛盾，我国对慢病健康管理的重视程度越来越高，优化慢病健康管理服务模式已势

① 孔灵芝、白雅敏：《落实关口前移策略　开展慢性病高风险人群健康管理》，《中国慢性病预防与控制》2015年第7期，第481～482页。

② 孔灵芝：《健康中国——使命与责任》，《首都公共卫生》2019年第3期，第113～114页。

③ 《中国心血管健康与疾病报告》编写组：《中国心血管健康与疾病报告2019》，《中国心血管杂志》2020年第5期，第401～410页。

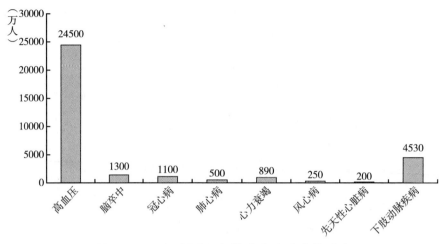

图 1 2019 年我国心血管疾病患病人数分布

在必行。根据《规划》要求，慢病防治要建立行之有效的健康管理模式，针对各地医疗资源配置不均，优质医疗资源短缺以及传统医疗模式制约等问题，智慧运用互联网技术，围绕"互联网＋医疗"核心，建设慢病健康管理体系，满足人民群众就医需求和健康期待。"互联网＋医疗"的慢病健康管理作为一种新型卫生服务，旨在利用互联网诊疗平台、健康医疗设备、人工智能与大数据应用技术，强调对个体或群体的健康进行全面监测、分析、评估，提供可持续的健康咨询和指导，远程对健康危险因素进行主动干预，智慧提升健康管理效率，提高慢病管理达标率。

三 "互联网＋医疗"加快培育慢病管理新模式

（一）市场需求不断扩大

基于"互联网＋医疗"的慢病健康管理模式突破了时间、地域、人力上的传统模式壁垒，通过远程医疗模式，实现医疗资源的交互共享与业务的协同输出，为慢病患者提供精准化、个性化的医疗服务，新模式下的慢病健康管理体系建设正逢其时。根据《中国互联网慢病管理行业蓝皮书》中的数据，2019年，中国互联网慢病管理行业市场规模达694亿元，潜在规模达3000亿元。预计2024年，市场规模将达2177亿元，预测期年复合增速达25.7%。[①] 据世卫组织预算，对慢病健康管理每投入1元，可节省约8.5元的医疗费用支出，并节约100元的抢救费，而利用"互联网+医疗"的慢病健康管理模式将更大地发挥其降费节流的乘数效应。

（二）行业布局持续深化

随着市场对"互联网+医疗"慢病健康管理新业态的深入探索，各大医疗机构及民营资本抢先试水，深化布局行业市场，建设多种合作形式下的互联网医院，搭建互联网慢病管理框架，以患者服务为中心，以创新远程健康管理为导向，加速产业服务模式和业态革新，重塑基于健康管理的基本公共卫生服务体系。

（三）医卫融合开拓新局

按照新医改政策的相关要求，我国在推进分级诊疗体系构建中，坚持慢病先行。在国家政策的有力指导下，各级机构间逐步打通信息互联，依托线下实体医院优质的医疗资源与医疗质量监管，通过线上资源输出与线下业务做支撑及补充，结合多级医联体建设，织密公共卫生慢病管理网络，全面建立"上下协同、共同参与、分类就诊、分级负责、全程规范"的健康服务体系，着力打造由卫生行政部门督导、省级医院指导、县乡村级卫生机构对标落实的医卫融合新模式，补齐公共卫生服务短板，切实提升基层群众基本卫生健康服务获得感。

---

① 王智锦：《互联网医疗平台"全赛道"切入慢病管理》，《中国药店》2020年第10期，第50~53页。

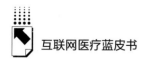

四 互联网医院建设高效赋能慢病管理新体系

在互联网医疗政策加持与疫情防控形势催生的双重驱动下，互联网医院的服务应用迅速迎来爆发式增长，尤其集中体现在公立医院互联网医院建设上。凭借雄厚的医疗资源优势、线上线下灵活机动的诊疗方式以及兼顾医疗质量和安全的管理模式，公立医院互联网医院快速赢得民众青睐。武汉大学人民医院互联网医院（以下简称"武大云医"）于2020年2月3日取得"互联网诊疗"资质，成为湖北省首家获批开展互联网诊疗服务的互联网医院。在保障现有实体医院运行与医疗质量的前提下，建立了集线下医疗服务延伸与线上智慧医院应用于一体的互联网医疗平台，满足居民群众在被动医疗向主动医疗转变中的多元化个性化的就医需求。

"武大云医"创新筑建以人民健康为中心的综合性便民医疗服务平台（见图2），智慧植入"321"聚合应用模块，即三大平台(患

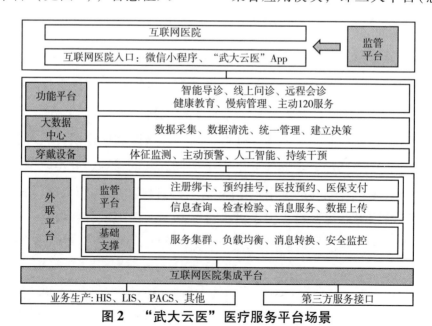

图2 "武大云医"医疗服务平台场景

者端、医生端、管控端)、两大特色(慢病管理系统、远程会诊系统)、一个核心(人工智能赋能),围绕解决医疗服务中的患者痛点问题和医务人员难点问题,充分释放互联网医疗的核心价值。

(一)丰富线上诊疗多场景应用

以实体医院为支撑,利用互联网信息化技术,"武大云医"打造以在线复诊、慢病管理、远程会诊为主,集问诊、处方、支付及药物配送于一体的一站式服务平台。通过实体医院与"互联网+"技术融合,连接医疗服务的需求方、服务方、支付方和药品提供方,具备线上实名认证、云间就诊、电子处方、医保支付、检查检验、住院预约、报告查询、院后随访、健康体征监测、电子档案管理、健康宣教、科研教学等基础业务功能,为患者提供分层、协同、联合、全程、连续的医疗保健服务。重点针对常见病和慢病患者,通过居家使用穿戴设备自我监测,融合社区家庭医生医疗服务,形成以居民为中心的、线上线下相结合的个性化主动医疗健康服务模式。在疫情防控的关键时期,"武大云医"凸显出巨大的防疫价值,满足了群众日常基本医疗服务需求,缓解了医院救治压力,减少了人员集聚,降低了交叉感染风险。疫情期间"武大云医"线上已举办10余场国际远程会议,与海外多国开展抗疫经验分享,助力全球疫情防控工作。

(二)构建多学科慢病管理团队

武汉大学人民医院是全国专科最全的综合医院之一,结合自身学科建设优势,以患者诊疗需求为导向,定位着力革新慢病管理模式,打造慢病管理生态闭环,充分发挥区域慢病健康管理的引领示范作用。学科通过建设慢病管理团队,成立包括"主任/副主任医师—主治医师—医师—护士"的多层级服务梯队,为每位慢病复诊患者提供相关团队二维码,患者只需关注诊疗团队,结合可穿戴医疗设备的使用,人工智能将

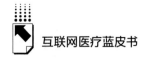

自动识别患者病情分级，平台根据医生实时复核情况及既往病史资料，向患者智能推送个性化诊疗建议，患者上线轻松享受慢病团队提供的专业医疗服务并观看健康宣教视频。此模式不仅极大优化了患者健康管理的流程，更提升了医务人员的服务效率，真正实现了慢病管理的全维度闭环服务。

（三）主动120模式的区域化慢病健康管理服务体系

1. 多参数穿戴设备研发与5G数据传输的场景模式研究

针对患有多种慢性疾病的高危人群，将不同监测终端进行功能整合及拓展，开展了多参数穿戴设备研发，实现心电、血压、血氧等生命体征数据的同时采集和无线传输；利用5G网络及云处理技术，对于不同计量单位数据、连续性数据进行规划化、标准化、离散化和滤波处理，以确保不同场景下数据传输的稳定性和准确性。

2. 构建慢病健康大数据平台，实现多源异构数据统一管理

开发可灵活配置的数据接入引擎，构建了基于云的慢病健康大数据平台，既可以同已有系统的数据无缝对接，也可以便捷地获取通过医疗仪器或可穿戴设备采集的数据，通过整合不同级别医疗机构积累的海量健康医疗数据，及时捕获患者病情变化的体征信号，为人工智能应用研发提供大数据支持。

3. 建立医学人工智能辅助评估与决策应用示范体系

在慢病健康大数据平台研发的基础上，建立了人工智能辅助决策评估与决策示范体系，实现较高准确率的相关疾病自动化辅助评估，配合临床相关疾病的诊疗规范，对血压、血氧、呼吸、血氧饱和度等数据进行对应的临界值预警。

4. 搭建主动120模式的区域化慢病健康管理服务体系

通过慢病健康大数据的互联互通，打通各级医疗机构关键业务环节，利用多款人工智能赋能结合线下医生复核的可穿戴设备，实现患

者健康监测和主动预警，医院提供主动医疗服务与院前急救，首创主动 120 服务模式。着力解决慢病危急值的院外急救痛点问题，为患者争取抢救"黄金时间"，缩短首次医疗接触时间，覆盖急、危、重症病人的现场抢救、转送及家庭预警的全过程服务，建设一个完善、高效、智能的 120 调度系统，建立"患者+医院+急救 120"联动的全流程闭环应用服务（见图 3）。

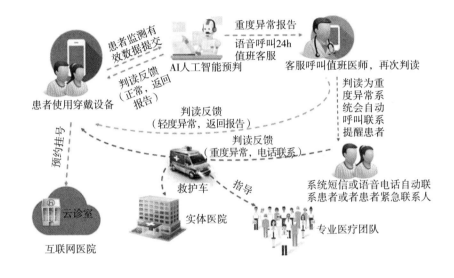

图 3 主动 120 服务模式场景应用

五 "医卫融合"慢病规范管理的示范应用

在湖北省卫生健康委开展"医卫融合"慢病规范管理试点工作中，武汉大学人民医院成为省卫健委指定试点工作省级指导医院，利用"互联网+医疗"服务机制，对 20 个县（市、区）试点地区提供可持续性健康扶持，针对高血压、II 型糖尿病进行慢病健康分级管理。通过建立管理规范、搭建居民电子健康档案库，全面构建并应用数字卫生系统，统筹优质资源，线上输出下沉，充分发挥基层服务效应，支撑城乡区域慢病管理能力提升，强化县乡村三级医疗服务互联互通，构建省县乡一体化慢病患者健康服务体系，提供基本公共卫生和基本医疗"融合型"健康服务，推动医疗改革新型发展。

公立医院是担当公益医疗服务、推进医联体紧密型建设、加快分级诊疗体系落地、助力全民健康的前沿阵地，基于互联网医疗相关建设与应用成果，医院率先探索区域"互联网＋医疗"的慢病健康管理体系应用，辐射引领新型慢病规范管理的示范作用。

"医卫融合"慢病规范管理试点工作创新融合"互联网＋医疗"慢病健康管理体系，旨在利用"互联网＋"技术手段，以紧密型县域医共体和专科联盟为依托，围绕省级医院为支撑、县级医院为枢纽、基层卫生机构为基础，通过加强慢病高危人群筛查，强化公卫医疗团队功能，建立上下转诊与急救绿色通道，落实慢病用药同药同质同价保障，进一步完善基于人群健康档案的慢病管理信息系统建设，智慧运用可穿戴设备与人工智能赋能的互联网医院服务，助力群众树立健康管理理念，推进健康中国战略实施（见图4）。

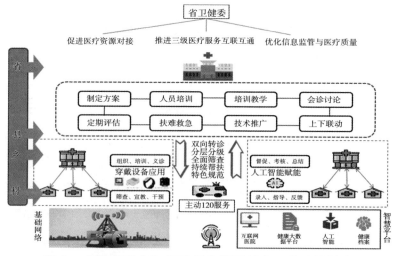

图4 "医卫融合"慢病规范管理试点工作建设流程

六　思考与建议

（一）存在的问题

1. 技术缺位

当前，"互联网＋"慢病管理模式对可穿戴医疗设备、信息系统的建设、人工智能的发展存在较高的交叉渗透应用。然而，可穿戴设备的临床验证与迭代困难，无法适应市场需求；区域医疗信息化发展水平不均衡，医疗服务布局受限。在顶层设计上，虽然多数医疗机构建立了信息系统，但标准不统一，信息交换共享存在较大障碍；另外，医疗人工智能的应用需要健康大数据做支撑，对医疗机构信息化建设条件要求很高。

2. 管理缺位

一是顶层设计有待优化。互联网技术的发展与健康管理服务的创新均需要整体设计与政策支持，行业监管的机制和法规尚不健全，互联网医疗的相关定价标准与结算体系亟待完善。二是基层医疗资源配置不足。优质医疗资源总量不足，下沉困难，基层医疗服务能力单薄，导致基层卫生服务机构对疾病筛查难、诊断难、治疗难、保障难。三是患者对主动健康的认识存在短板。老百姓停留在被动就医的传统思维上，对新型医疗服务的认知不足，缺乏健康管理的知识、专业指导和基础设备，健康宣教效果不佳，对基层提供的疾病预防与健康检查不重视。

3. 发展缺位

目前国内医疗机构尚处于智慧医院转型阶段，要实现信息化建设精准融合医疗服务，亟待培养同时掌握医学知识与互联网技能的专业人才，为布局互联网医疗健康产业发展提供战略储备。与此同时，人

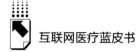

工智能在临床应用上的边界问题备受关注，医疗 AI 诊断准确率、手术安全等医疗规范引发各界对医疗 AI 的法律地位、伦理边界、医疗损害责任划分等问题展开热议，政府与业界对医疗 AI 的法规监管与诊疗质量评估机制尚不成熟。尤其是 AI 对大数据质量的依赖度高，当捕获的数据存在干扰或污染时，其产生的算法结果势必会产生偏差，AI 系统所树立的临床决策将会产生重大误差，严重影响医疗质量和安全。①

（二）对策建议

1. 政府层面制定战略

加强统筹规划与行业保障，鼓励创新兼顾审慎监管，以发展为导向，以安全筑红线，一方面，要鼓励医疗机构与科技企业的合作创新，深化互联网医疗的供给侧结构性改革，坚持"无污染、低耗能、高效率"的发展路径，加快信息化升级布局，营造政府主导、包容发展、多方共赢的政策环境与发展局面；另一方面，要明确各方责任，夯实安全生产，逐步完善互联网医疗的医保制度与结算体系，提高行业监管能力，保障互联网医疗的规范、有序、安全运行。

2. 培养全民"互联网＋健康"意识

推进互联网医疗的发展是全国"一盘棋"的系统工程，不仅需要因时制宜的顶层设计，更需要广大健康"受众"的支持与认可。通过全社会共同参与，推进健康知识普及，加大互联网医疗相关建设成果与惠民服务的宣传力度，关注大众主动健康的意识提升，提高全民健康素养，加强对互联网医疗的认知与信任，满足群众对智慧医疗服务的期待。

---

① Ramesh, S. A. , "Checklish to Protect Human Rights in Artificial-Intelligence Research," *Nature* 7685（2017）：334.

3. 医疗机构齐抓共建

作为互联网医疗服务的践行者，医疗机构应严守医疗质量与安全关，深耕新医改精神，在政策跑道上驰骋，确保制度先行，管理规范，保证互联网诊疗行为、处方流转、服务质量、信息安全留痕可追溯，不断提升患者的医疗服务体验。要时刻树立以患者为中心的根本理念，提供多场景全流程的一站式服务，严抓诊前、诊中、诊后的全维度的闭环管理，守护人民群众生命健康全周期。此外，面对社会的数字化转型发展，医疗机构应敢于迎接互联网转型挑战，培养互联网思维，注重医工交叉的融合发展，丰富三级医联体分工与合作建设内涵，持续优化创新型医疗服务与健康管理模式。

4. 人工智能坚持"人工"治理

电气和电子工程师协会（IEEE）发布的《以伦理为基准的设计指南》强调，要在人工智能及自主系统中将人类福祉摆在优先地位的愿景。① 人工智能终究是科技发展的产物，是推进社会进步、增进人民福祉的科技成果，不能因噎废食，逃避其边界问题产生的风险，否定它的科学作用与社会意义。发展人工智能应坚持"为人类利益服务"的根本原则，健全生产、使用和服务全过程的行业监管标准，完善与时俱进的法律与体系保障，规范道德伦理边界，提升公众对人工智能技术的认知水平，以"人工"治理智能，让科技超越智慧，从而推动人工智能更好地为人类健康服务。

---

① Diprose, W., Buist, N., "Artificial Intelligence in Medicine: Humans Need Not Apply?" *New Zealand Medical Journal* 1434 (2016): 73–76.

B.9
智慧医康养引领社区健康新范式

毛旭乾　张中辉　陈阳　陈立奇

摘　要： 老龄化和数字化两大趋势将驱动我国医疗和康养服务领域发生颠覆性变革。智慧医康养综合体作为社区级智慧医疗和康养服务机构和平台，利用数字技术，通过线上线下相结合的服务模式为社区居民提供以医疗保健为基础、以康复管理和养老照护为特色的客制化"医康养"服务解决方案，打造分级诊疗和三级联动两大闭环，构建生态化的"智慧医康养"服务体系，重塑社区基层医疗健康服务内涵。此外，智慧医康养综合体还依托线下实体机构运营，从人们的社交娱乐、日常生活、精神文化需求出发，为社区居民营造"精彩乐活"的生活体验和舒适氛围，增强居民对社区的认同感、归属感、责任感，推动社区自组织发展与长效治理。

关键词： 智慧医康养　社区健康　医养结合　分级诊疗

　　老龄化与数字化是现代社会发展的两大重要趋势，将驱动医疗和康养领域发生颠覆性变革。在供给侧，大数据、云计算、物联网、人工智能等新兴技术正在被逐步应用到医疗健康和养老照料服务中，以控制成本、提升效率和优化质量。在需求侧，数字科技不断改变国民对健康舒适的期望，更多人希望在日常生活场景中得到更加高效、便捷、个性的医疗服务和康养照护。"智慧医康养"服务模式旨在改进目前社区基层医疗和康养服务中存在的资源短缺、首诊率低、转诊不畅、医患关系紧张，以及医养衔接不畅等问题。

一 智慧医康养综合体的发展背景

（一）老龄社会将至，"医康养"服务需求日趋旺盛

国家统计局公布的数据显示，2019 年末我国 60 岁及以上老年人口数量达到 2.54 亿人，占总人口数量的 18.1%；65 岁及以上老年人口数量达到 1.76 亿人，占总人口数量的 12.6%。中国发展研究基金会发布的《中国发展报告 2020：中国人口老龄化的发展趋势和政策》预测，2022 年我国将进入老龄社会，届时 65 岁以上人口的比例将超过 14%。随着老龄化程度日益加深、人均寿命持续提高，老年人的医疗和康养服务需求快速增长，全社会面临巨大的挑战。

（二）利好政策频出，"智慧医康养"迎来发展窗口期

近年国家相关部门出台的《智慧健康养老产业发展行动计划（2017—2020 年）》《关于促进"互联网＋医疗健康"发展的意见》《"互联网＋民政服务"行动计划》《关于推进养老服务发展的意见》《关于深入推进医养结合发展的若干意见》等政策文件中均提出鼓励发展"智慧医康养"服务。在诸多利好政策的驱动下，"智慧医康养"的市场发展将迎来窗口期。

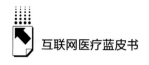

（三）数字科技赋能，"智慧医康养"场景加速落地

"智慧医康养"以推动医疗和康养服务智慧化升级为目标，利用物联网、云计算、大数据、智能硬件等新一代信息技术与产品，促进个人、家庭、社区、机构与医疗和康养资源有效对接和优化配置。受新冠肺炎疫情的影响，并随着"新基建"的强势布局，医疗和康养产业将更多享受到数字科技带来的发展红利，"智慧医康养"应用场景将呈现规模化落地，使人们在科技发展中能够享有更多的获得感、幸福感、安全感，并显著提升老年人的健康和生存权益。

（四）房企跨界布局，"智慧医康养"助力业务转型

我国的房地产行业正在快速向增量与存量并重的经营型模式切换，大健康园区、医疗综合体、康养地产等经营型不动产的投资运营是房地产企业转型升级的重要方向之一。据不完全统计，目前已有超过40家重点房地产企业涉足"医康养"服务领域。房地产企业通过整合泛医疗健康和养老服务资源，延伸业务半径，发展医疗和康养相关产业，抓住老龄社会市场需求，开启"第二曲线"创新，培育新的利润增长点，从而助力企业穿越经济周期，实现高质量转型升级。北大资源依托于北京大学完备的学科体系、雄厚的科研实力和丰富的医疗资源，整合优质的医疗和康养资源，并借助智慧化信息技术，为城市打造集"医疗保健、康复管理、养老照护"为一体、线上线下相融合的"智慧医康养"健康生态圈。

二 智慧医康养综合体的发展理念

（一）智慧医康养综合体的发展定位

智慧医康养综合体定位于以数字化赋能社区传统医养服务资源，

为周边的全龄段居民提供以"共享智慧医疗、精准健康管理、综合养老服务"为特色的"智慧医康养"服务设施和平台，并配置社群互动、健康宣讲、餐饮娱乐、文化体验等服务功能。

（二）智慧医康养综合体的价值主张

智慧医康养综合体以"医康养资源触手可及、医康养服务无缝衔接"为价值主张，借助数字技术，将"医康养"服务以即时响应、精准匹配、线上线下双链路交付的方式延伸至社区和家庭，通过提供医疗保健、康复管理、养老照护三大场景解决方案，更加及时、灵活、个性地满足社区居民的"医康养"服务需求。

三 智慧医康养综合体的系统架构

北大资源大健康战略研究院设计的智慧医康养综合体运用云计算、大数据、物联网、人工智能等新一代信息技术，通过建设云服务中心，搭建和对接医联体云平台、养老云平台、智能家居平台、保险支付平台和政府监管平台等五大平台，并集成医康养服务系统、老人监护系统、移动式健康监测系统、机构运营管理系统等四大系统和可扩展外部接口，构建基于"云管端"策略性协同布局的交互平台，能够实现与通信设备、NB-IoT 设备、健康监测设备等智能终端进行实时感知和交互（见图1）。

（一）云服务中心

云服务中心是智慧医康养综合体的"大脑"，在医疗机构、养老机构、保险机构、政府部门、社区、家庭之间建立充分和完善的多方连接，全天候、全方位接收并响应医疗保健、健康监测、紧急救护、康复管理、老人监护、养老照料、保险支付、政府监管等服务需求。

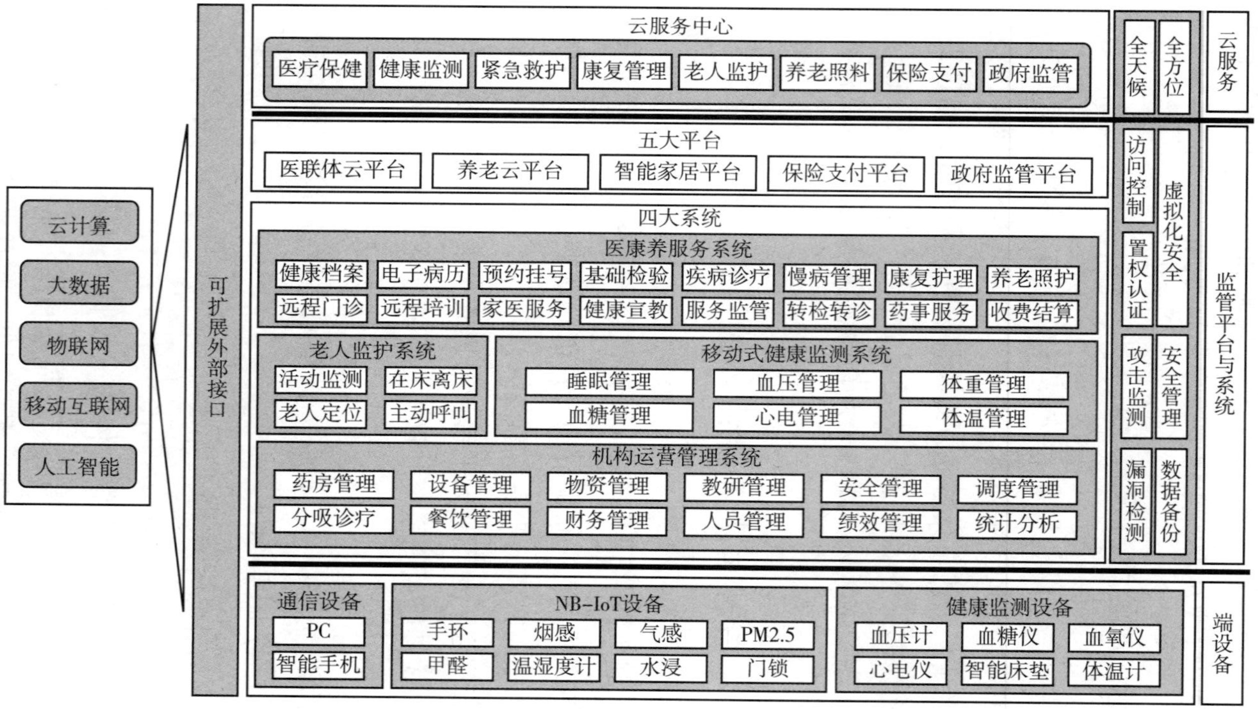

图 1　智慧医康养综合体的平台与系统架构

资料来源：北大资源大健康战略研究院。

（二）五大平台

1. 医联体云平台

医联体云平台是在云端将智慧医康养综合体与区域内的康复机构、二级医院以及三甲医院组成一个多级多层、跨机构、跨地区的医疗联合体，围绕居民保健、诊疗、康复过程实施整体性、接续性医疗健康服务。

2. 养老云平台

养老云平台基于养老需求、市场导向、功能定位、个性研究等一系列养老大数据分析，将养老设施、专业人员、服务项目有机融合，为在家庭、社区、智慧医康养综合体养老的老年人群提供床位管理、上门服务、用品租售、金融服务等一系列综合养老服务。

3. 智能家居平台

智能家居平台利用宽带网络、无线网络、移动网络、家居控制网络等通信技术，通过智能家居网关与居室内的智能安防、监控、家电系统和终端产品实现互联互通，使云服务中心所关注的任何居家状况都能够被发现、被感知、被度量。

4. 保险支付平台

保险支付平台通过建设服务端口和安全、完整的数据服务机制，将患者就诊数据信息与医疗保险、商业保险支付系统进行关联，实现医疗机构、保险机构的数据共享，打通医保结算通道，提升商保赔付效率。

5. 政府监管平台

政府监管平台与卫生健康系统、民政系统的监督管理平台进行对接，对智慧医康养综合体提供线上线下"医康养"服务的事前、事中和事后的每一环节进行全流程实时智能化监管。

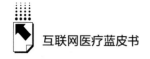

（三）四大系统

1. 医康养服务系统

医康养服务系统将健康档案、电子病历、预约挂号、基础检验、疾病诊疗、慢病管理、康复护理、养老照护、远程门诊、远程培训、家医服务、健康宣教、服务监管、转检转诊、药事服务、收费结算等子系统一体化集成，实现与卫生健康、民政、医保商保等系统的有效衔接，以提升"医康养"服务质量和效率。

2. 老人监护系统

老人监护系统与家庭、社区日托中心的室内探测设备、离床监测设备、电子围栏、报警装置等安全管理类设备对接，当老人活动出现异常数据时，系统自动报警至云服务中心，智慧医康养综合体的专业服务团队能够及时联络各方负责人并采取紧急救助措施。

3. 移动式健康监测系统

移动式健康监测系统是运用智能健康监测设备进行慢病管理的移动健康管理应用，其以体检数据、临床数据、监测数据为基础，形成多种慢病个性化管理基准，并持续跟踪关注，为慢病患者提供连续性、个体化的健康管理服务。

4. 机构运营管理系统

机构运营管理系统包含药房管理、设备管理、物资管理、教研管理、安全管理、调度管理、分级诊疗、餐饮管理、财务管理、人员管理、绩效管理和统计分析等功能模块，以提升智慧医康养综合体的资源利用效能，实现机构运营管理的可视化、科学化、规范化、精细化。

（四）智能设备终端

智能设备终端是与智慧医康养综合体云服务中心、五大系统和四大平台进行实时感知与交互的智能可穿戴设备、健康监测装备、养老监护设备、医疗健康电子设备、智能手机终端、环境感知设备等智能硬件装备，其通过5G移动通信技术、无线通信技术和互联网技术将动态监控和采集的"医康养"需求信息、生命体征数据、环境监测参数上传到云服务中心，专业人员在及时、准确了解用户的服务请求、健康现状和环境状况后给予即时响应，使人、物、系统之间按照业务逻辑定义实现高效的人机交互，并以线上线下相结合的形式交付"医康养"场景服务。

四 智慧医康养综合体的服务体系

（一）智慧医康养综合体的服务内容

智慧医康养综合体依托线下实体机构，开展线上服务，为社区居民提供以医疗保健为基础、以康复管理和养老照护为特色的客制化"医康养"服务解决方案，构建"以人为本"的服务体系，推行医疗健康领域"量化自我"，助力个人积极主动地管理健康与幸福（见图2）。

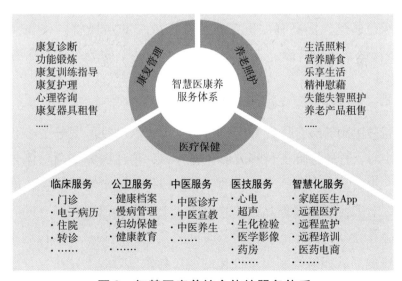

图2 智慧医康养综合体的服务体系

资料来源：北大资源大健康战略研究院。

149

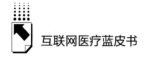

（二）智慧医康养综合体的创新生态

智慧医康养综合体充分整合线上线下服务资源，拓展医疗和康养服务空间和内涵，通过连接医疗机构、康复机构、养老机构、社区服务中心、医护人员、社工、社区居民、支付方、技术供应商和政府管理部门，形成多层次、多维度联动，打造分级诊疗和三级联动两大闭环，构建生态化的"智慧医康养"服务体系（见图3）。

1. 分级诊疗服务闭环

智慧医康养综合体利用智慧化手段，与康复机构、二级医院、三甲医院共同搭建医疗联合体协作平台，并建设覆盖该区域全人群、全生命周期的医疗健康数据库，可以进行风险人群、疾病人群和康复人群的科学分类与筛查。医疗联合体协作平台通过共享电子病历、远程联合门诊、远程专家会诊、双向转检转诊、医保商保支付、远程教研培训等形式增进院际间医疗协作与业务交流，实现医疗联合体成员机构间的临床协同、医技协同和教研协同，并使社区居民能够享受双向转诊绿色通道，提高基层医疗机构工作效率和居民就医体验，实现"基层首诊、双向转诊、急慢分治、上下联动"的分级诊疗服务闭环（见图4）。

2. 三级联动服务闭环

智慧医康养综合体以数字技术为支撑，联动社区服务中心和社区日托中心，打通保险支付和政府监管接口，构建医养结合一体化服务网络，提供家庭病床、紧急救助、居家照护等线下场景服务，增强周边社区老龄客群的服务黏性，并形成线上服务的流量入口。同时，智慧医康养综合体根据泛在传感长时间收集监测到的社区居民健康数据和消费偏好后能够绘制出个性化的客户画像，为线下便捷性、定制化的医疗和康养服务提供数据支撑，并沉淀形成医疗健康数据富矿，让数据要素成为促进整体医养结合服务质量和效率提升的"倍增器"。

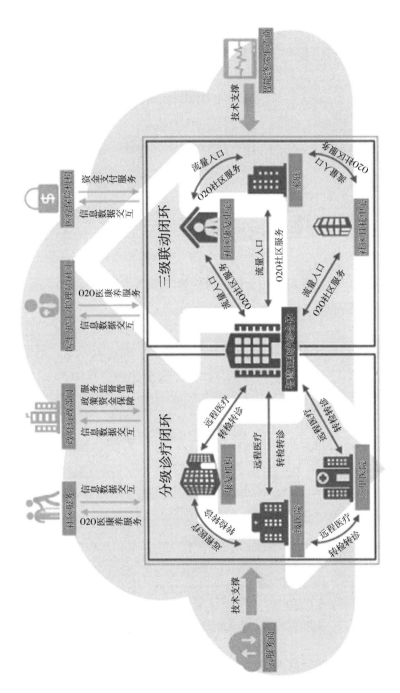

图 3　智慧医康养综合体的创新生态图谱

资料来源：北大资源集团大健康战略研究院。

151

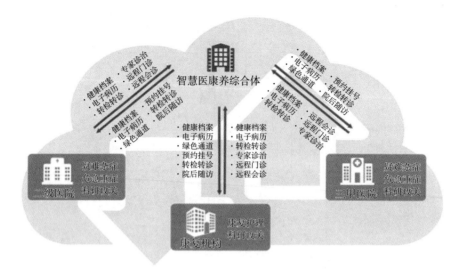

图4　智慧医康养综合体的分级诊疗服务闭环

资料来源：北大资源大健康战略研究院。

智慧医康养综合体以线上线下相结合的服务模式，实现健康养老"居家为基础、社区为依托、机构为支撑"的三级联动服务闭环（见图5）。

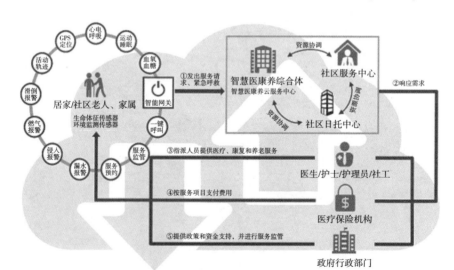

图5　智慧医康养综合体的三级联动服务闭环

资料来源：北大资源大健康战略研究院。

（三）智慧医康养综合体的功能业态

智慧医康养综合体的核心功能区划分为综合门诊专区、康复管理专区、养老照护专区、教研培训专区等区域，设置全科诊室、国医堂、医学检验中心、体检中心、康复管理中心、综合药房、老龄公寓、远程医疗中心、远程培训基地、云服务中心等设施单元，为"智慧医康养"线上线下服务的开展提供功能支撑。

此外，智慧医康养综合体还从居民的人际沟通交往、日常生活体验和精神素质提升的需求出发，配置共享娱乐客厅、社区幸福餐厅、老年兴趣学堂、禅修体验中心等具有社交互动、餐饮娱乐、人文关怀等功能的室内区域，让各年龄段人群、社区邻里、兴趣小组之间可以自由交流，增强居民凝聚力和社区归属感，营造"精彩乐活"的生活体验和舒适氛围。

五　智慧医康养综合体的特色优势

（一）内涵重塑、理念创新

智慧医康养综合体以促进基层医疗健康服务资源的优化配置为主线，并将日常时期疾病防治并举和非常期间疫情灵活应对作为内涵延伸，推动社区健康服务业态创新发展，激发基层医疗机构服务活力，引导居民树立主动健康理念，使百姓自己成为个人健康的"守门人"。

（二）数据沉淀、上下联动

智慧医康养综合体通过归集区域健康档案信息、患者电子病历、老年照护档案，能够与政府行政管理平台、医联体服务平台、

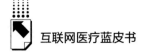

医保结算平台、商保支付平台进行精准对接，实现数据信息共享调阅，促进机构间优质资源随需而用，形成全局化与本地化的协同。

（三）场景融通、效能提升

智慧医康养综合体借助数字化技术突破医疗机构围墙和条块系统区隔，通过建设社区级医疗和康养服务网络，构筑医养结合、分级诊疗服务闭环，实现医疗保健、康复管理、养老照护服务三大垂直场景的融合与贯通，以线上线下相结合的模式全面提升基层机构的服务效能，并帮助医院管理者、政策监控者获得更准确的信息，提高政府的管理水平和政策能力。

（四）功能叠加、多元共治

智慧医康养综合体在为居民群众提供社交、餐饮、休闲功能的同时，汇集社情民意、拉进邻里距离、改善公共福祉，进一步增强居民对社区的认同感、归属感、责任感，鼓励居民积极参与社区服务，推动社区自组织发展与长效治理，引领社区共建、共治、共享的创新发展格局。

B.10
社区邻里互助智慧医疗新模式研究

张中辉　毛旭乾　陈阳　陈立奇

摘　要： 围绕解决新冠肺炎疫情防控期间社区医疗健康领域存在的医疗服务资源短缺、智慧化水平低、社区自治能力缺乏等问题，北大资源大健康战略研究院率先提出新型"社区邻里互助智慧医疗"解决方案。方案以医患信任感提升为突破口，以智慧化、精准化、物联化医护服务提升为抓手，从邻里医务人员招募、健康社群活动组织和温暖就医环境三个维度入手，构建长效化的社区医疗健康自治体系。依托社区医疗健康云服务平台引领居民新型健康生活方式，为社区居民提供智慧化的主动健康服务和有温度的邻里互助智慧医疗体验。

关键词： 邻里互助医疗　智慧医疗　健康社群　健康自治社区

一　社区邻里互助智慧医疗的提出背景

围绕新冠肺炎疫情期间凸显的社区医疗问题，北大资源大健康战略研究院立足自身医疗资源优势，在全国率先提出新型"社区邻里互助智慧医疗"解决方案。通过创新邻里医务人员招募模式，建设邻里互助健康社群，打造智慧化的温暖就医环境，实现医疗健康服务领域

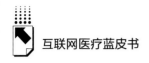
的社区自治和邻里共建，为社区居民提供智慧化的邻里互助医疗体验，打造让人民群众信任和满意的未来健康社区样板。疫情防控常态化可以为社区建立长效化的医疗健康自治体系提供借鉴和参考。

（一）在应对疫情过程中，凸显了社区医疗的重要作用

2020年初暴发的新冠肺炎疫情，因传播速度快所造成的病例激增迅速打破了医疗机构的承载能力，全国各地的大中型医疗机构基本停止了常规的医疗工作，居民在基层社区医院就诊及在线问诊的需求量激增，社区基层医疗的重要性凸显，社区成为健康教育、联防联控和康养保健等领域的主战场。在整个抗疫过程中，党和政府把人民群众生命安全和身体健康放在第一位，全国各地的社区、社区志愿者和社会组织联动背景下的社区隔离措施和联防联控成为疫情防控取得成功的关键。可见，社区作为国家治理的微观细胞，是群众主动健康和防控重大疫情的主阵地。

（二）健康中国背景下社区是国家实施主动健康的重要阵地

受健康防治"关口前移"、老龄化进程加速、医疗保险基金负担持续加重等因素影响，提升全民健康需要实现由治疗到防治，由被动医疗到主动健康的转变。《"健康中国2030"规划纲要》明确提出"以促进健康为中心"，坚持"预防为主""防治结合"，加强非医疗的健康干预的大健康战略方向。与此同时，随着人们健康消费意识的提升和信息技术的不断发展，社区居民对健康生活空间、便捷医疗服务、智能健康科技、社会交往群落、身心健康服务等方面的需求不断增长，社区成为链接物业空间载体和医疗健康服务的重要枢纽。社区医疗的服务对象相对固定，在健康监测的连续性、医疗服务响应的及时性、医患沟通交互的高效性、服务居民数量等方面具有优势。

（三）提升社区医疗水平需要破解的三大难题

1. 解决社区医疗服务的支付问题

社区医疗需要构建涵盖政府医疗保险、商业保险、社区开发商或运营商补贴、个人支付等方式的多元化费用来源渠道，解决居民看病贵的问题。

2. 解决居民获得医疗服务的便捷性问题

基于5G、大数据、物联网、区块链和人工智能等新型信息技术的智慧医疗能够有助于医疗场景的前移，将优质医疗资源前推到社区甚至家庭病床。

3. 有效破解医患之间的信任缺失问题

医患信任关系缺失仍是社区医疗领域面临的重要问题，特别在健康管理服务阶段没有建立医患信任关系，在解决居民对医疗场所等级、医患关系、医疗标准和医疗水平维度的信任问题方面还没有形成系统化的整体解决方案。

二　构建新型社区邻里互助智慧医疗业务模式

北大资源大健康战略研究院以增进人民群众福祉为宗旨，围绕破解社区医疗难题，构建医患信任，积极探索研发新型邻里互助医疗服务智慧化解决方案，通过社区医疗健康服务模式创新引领社区居民新型健康生活方式变革。

（一）社区邻里互助智慧医疗的概念界定

社区邻里互助智慧医疗是在政府引导支持下，由社区物业及运营机构提供场所和服务支持，由在社区居住的医务工作者及邻居自发共同参与，与社区志愿者、健康协作者和社区护理义工等人员一起，为

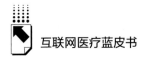

居民提供医患充分信任的智慧化社区诊疗和健康管理服务。通过邻里医生在社区健康会客厅等"去医疗机构"的温馨环境下提供健康教育，利用智慧化医疗平台营造"人人为我、我为人人"的邻里互助智慧医疗氛围。构建和谐的社区医患关系，形成以社区为基本单位、推行全民主动健康的社区自治型互助医疗健康服务。

（二）发展目标及定位

顺应社区居民医疗健康需求从"以治疗为主"向"以预防为主"的转变趋势，从优化社区医疗健康服务多元化供应和优化社区医疗健康资源配置两方面入手，积极整合多元社会主体资源共同参与社区医疗健康服务模式创新，构建覆盖全生命周期、全健康过程的健康生活社区自治共同体。依托社区医疗健康智慧化信息平台建设创新社区健康生活方式体验生态系统，打造线上线下相结合的社区健康场景化服务平台、提供针对居民主动健康管理的交互场所和未来健康社区的邻里医疗样板。

（三）业务模式框架体系

应用互联网思维构建适合城市发展阶段、引领社区居民健康美好生活的社区邻里互助智慧医疗云服务平台。围绕邻里医疗服务、健康社群服务和就医环境建设三个维度，构建集医疗、健康、教育、生活、服务于一体的场景化社区健康自治生态体系。

1. 建设社区邻里互助智慧医疗云服务平台

通过数据采集、紧急呼叫、教育培训、辅助诊疗、专家知识决策、大数据分析等业务子系统，社区邻里互助智慧医疗云服务平台全面对接政府和区域医疗机构的各级医疗业务系统，实现社区医疗健康领域的数据融合、业务融合和系统融合，实现信息流、业务流、任务流的高效对接（见图1）。提高邻里医务人员开展社区邻里互助医疗服务的工作效率，即时、动态、高效地响应社区居民医疗健康服务需求，依托社区邻里医务人员将线上线下相结合的医疗健康服务延伸覆盖到社区每个家庭和个人。

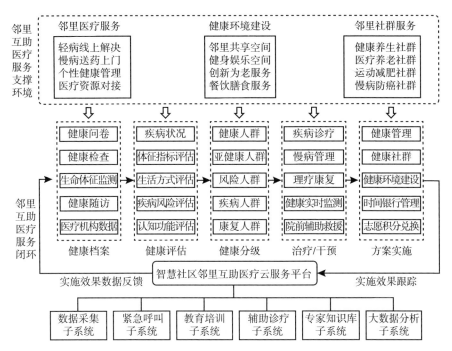

图1　社区邻里互助智慧医疗业务模式示意

资料来源：北大资源大健康战略研究院。

2. 构建合作共赢的邻里互助智慧医疗价值网络

通过打造服务链闭环、业务链闭环和价值链闭环实现多元主体公共参与、合作共赢的邻里互助智慧医疗价值网络（见图2）。一是通过邻里医疗服务、健康社群服务和就医环境建设打造邻里互助智慧医疗服务链闭环。二是依托云平台建设打造涵盖健康宣教与培训、健康档案、健康监测、健康随访、健康评估、虚拟社群分类健康干预、慢病管理、院前急救、转诊挂号、理疗康复等环节的业务链闭环。三是通过业务链、服务链高效链接和匹配社区医疗健康需求，满足政府、

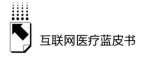

社区、社会组织、邻里医务人员、房地产企业和居民等主体的多元价值诉求,实现合作共赢的价值链闭环。

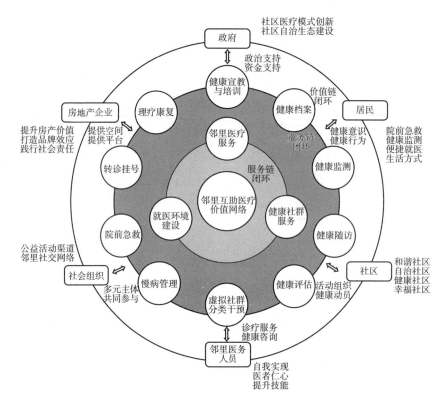

图2 邻里互助智慧医疗价值网络示意

资料来源:北大资源大健康战略研究院。

3. 围绕"用户、内容和机制"构建业务差异化优势

按照健康、亚健康、轻病、慢病、急危重症、术后、老龄、失能失智、临终康宁等不同的身体健康状态,对社区居民分类分级管理。基于社区邻里互助智慧医疗云服务平台为社区居民提供涵盖疾病预防、理疗保健、早诊早治、慢病管理、院前辅助急救、医养及康复和临终关怀等环节的差异化、定制化、个性化的社区邻里互助智慧医疗服务。依托政府在政策和扶持资金等维度的主导作用,积极整合社会

资源和医疗健康龙头企业，创新社区医疗健康服务模式，激发多元主体参与智慧社区医疗健康服务的积极性，打造低成本、高实效、可持续的智慧社区医疗健康服务解决方案。

三 新型社区邻里互助智慧医疗服务内容

依托邻里医务人员在社区健康会客厅等温馨环境下开展邻里医疗服务、健康社群服务和就医环境建设，应用新型信息技术链接医患两端，使优质医疗资源触手可及，实现医患零距离，为社区居民提供温暖、即时、便捷、高效的邻里互助型健康社区服务，从而实现医疗健康服务的社区自治和内生循环发展。

（一）邻里互助智慧医疗服务

1. 打造有特色的邻里互助智慧医疗

为解决社区基层医护人员匮乏的问题，北大资源大健康战略研究院依托自身医疗资源和社区业主流量优势，通过房产销售折扣、物业费优惠、积分累积变现等政策吸引医护人员（含退休医护人员）作为业主入住社区。邻里医务人员具有邻居、医生、志愿者和健康协作者的综合身份，大大提高了广大居民的信任水平，在社区健康会客厅等轻松氛围中为居民提供温暖的邻里互助智慧医疗服务。通过涵盖远程示教平台等模块的云服务平台提升社区邻里医务人员医疗技能、医疗水平和医疗服务效率。通过邻里互助智慧医疗团体标准的制定提高诊疗流程和健康管理流程的标准化水平。通过健康社群活动和就医环境建设引导社区居民形成良好的健康生活习惯和生活方式。

2. 构建涵盖健康自治全链条的服务体系

针对社区慢性病、常见病和多发病，结合区域医疗资源现状和居民健康需求灵活进行大内科、中医科、老年科和康复科等临床科室的

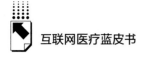

配置，构建覆盖全生命周期、全健康过程的邻里互助智慧医疗服务体系。通过温暖的医疗服务和智慧化的手段保持社区邻里互助智慧医疗服务的用户黏性，引导社区居民形成首诊在社区的科学就医习惯，帮助社区居民实现正确转诊。依托社区邻里互助智慧医疗健康云服务平台实现居民医疗健康领域的疾病预防、疾病监测和疾病控制，邻里医务人员为居民提供健康咨询、健康体检、健康评估、就诊转诊、康复理疗和健康干预服务，为空巢、高龄、行动不便老人和慢病人群提供送医、送药上门服务，打造管家式的社区邻里互助智慧医疗服务闭环。

3. 依托技能培训提高邻里互助智慧医疗效能

依托北大资源大健康战略研究院的医疗资源优势，建立医疗机构和社区邻里互助智慧医疗资源共享机制和人才交流机制，促进优质医疗资源向社区下沉，提升社区邻里互助医疗体系中医护人员的医疗服务水平。通过构建完善的培训认证体系增强社区医疗从业人员的临床医疗技能和护理规范操作水平。利用体检示教、临床思维、技能带训、疾病咨询等方式，保障社区邻里互助智慧医疗体系的临床诊疗和护理操作流程的规范性。对邻里医生开展临床技能培训，搭建临床技术咨询和帮扶微信服务平台，提高邻里医生服务质量和服务水平。针对不同健康状态的社区人群，组织健康宣传、健康资讯、健康论坛、健康讲座、专家咨询等活动，通过微信、微博等新媒体平台开展健康知识普及、健康教育和健康促进工作，增强社区居民的健康意识，强化社区居民的健康理念。

（二）健康社群服务

1. 构建线上线下相结合的健康社群服务

依托健康社群服务，形成广泛的邻里间联络渠道，健康达人、社群负责人和邻里医生共同发起健康社群活动。依托社区邻里互助智慧医疗健康云服务平台，按照身体健康状况、人口学统计特征对居民进行分群分级，通过线下健康社群活动和线上虚拟健康社群活动的结合，形成以健康社群组织为载体的社区居民社交生态。按照社区居民的不同健康需求有针对性地开展精神健康、心理疏导、休闲娱乐、体育运动、营养配餐、养老养生、康复保健、医疗服务等维度的社区医疗健康社群服务，以线上线下相结合的社群活动为抓手实现居民健康生活习惯引导和培训，提供有温度的主动健康管理运营服务。居民通过健康社群的交流互动收获生活、收获友谊、收获健康。

2. 依托健康社群打造社区医疗健康自治生态

依托健康社群汇聚居民健康需求，建立健康知识传播渠道，引导居民养成健康生活习惯，提供有温度的主动健康管理服务。社群服务运营的特色及优势是就医便捷、上门服务、健康宣教、心理咨询等，通过健康社群服务可以让每个人都成为负责自己健康的第一责任人。通过智慧化手段将碎片化、分散化的健康需求进行汇聚，形成共性需求和个性化需求，进而有针对性地提供社区健康服务。社区居民通过身份认证后以真实身份进入健康社群，增强居民对健康群体的归属感、安全感和信任感。面向儿童、妇女、老年人、慢病患者等人群建立不同的健康社群，建立针对不同健康问题的医患沟通机制，在常见病、多发病和慢病领域形成社区医疗健康自治能力。

（三）就医环境建设

1. 构建温暖的智慧化社区就医体验环境

基于新型信息技术的应用链接需求和供给端，进行合理高效的匹配，提升工作效率，实现无接触问诊，减少交叉感染机会。通过云平台实现居民健康档案数据采集、分析和评估，科学动态掌握居民的健康状况。通过大数据分析技术和知识决策支持专家系统进行健康评估，按照疾病状况、体征指标、生活方式、疾病风险和认知功能等维度进行社区人群的分级分类。根据居民健康状况精准对接医疗资源，

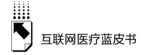

解决业主和医生之间、社区医院和大医院之间、医院和政府之间健康数据的高效协同共享。解决业主和社区医疗服务机构之间的信息不对称问题，差异化地提供治疗和健康干预方案，依托远程医疗服务平台构建社区远程医疗支持服务体系。通过远程诊疗、远程会诊、远程示教和互联网诊疗服务赋能社区医疗服务，为居民提供线上线下相结合的个性化主动健康服务。

2. 围绕居民身心健康打造邻里医疗空间环境

按照社区空间载体资源条件，差异化地提供承载社区居民公共社交、营造邻里和谐氛围的身心健康服务空间环境，开放式地链接社区内外部优质医疗健康服务人员和机构，以"小空间、大集聚"的理念承载社区客厅、食堂、康复、娱乐、洗浴等多元化的社区健康生活服务。通过社区健康会客厅满足邻里医生诊疗空间需求和居民的邻里交往空间需求。通过康复理疗空间和娱乐空间为社区居民提供身心放松和健康管理服务，例如通过康复理疗空间为社区居民提供身心健康管理服务，通过社区娱乐空间提供棋牌、文艺等社交娱乐和精神交流空间等。通过营造邻里氛围和谐的社区健康场景化服务载体空间，营造社区邻里之间和谐的沟通交流氛围，主动引领社区居民健康生活消费场景变革。

四　总结

强化社区基层医疗健康服务是医疗体系改革公认的出路，应对新冠肺炎疫情过程中，社区作为疫情防控基础单元的重要性更加凸显。围绕构建长效化的社区医疗健康服务自治生态体系，北大资源大健康战略研究院围绕用户、场景和服务等要素整合医疗健康资源，创新社区邻里医务人员招募模式、构建智慧化培训认证体系、建设社区医疗健康服务标准，形成了特色化的社区邻里互助智慧医疗新模式。

通过线上线下相结合的健康社群活动汇聚居民健康需求和健康数据，建立医疗健康宣教渠道，促进居民主动健康意识的提高，提升居民参与社区健康自治活动的积极性，帮助居民养成良好的健康生活习惯和健康生活方式。通过智慧平台建设和医疗空间营造，提供温馨、轻松、便捷的就医环境，依托社区邻里互助医疗实现个性化的健康服务和健康干预措施的生活场景化落地。

B.11
真实世界研究中健康医疗大数据的价值

郝　瀚

摘　要：　本报告讨论了真实世界研究行业在国内的发展现状、
　　　　　在未来的发展中值得关注的要点等，其中着重讨论了
　　　　　健康医疗大数据中真实世界数据的核心应用场景，同
　　　　　时分析了当前真实世界数据应用的制约因素。报告经
　　　　　分析认为，真实世界数据除了应用于药品审评审批的
　　　　　相关场景之外，非审批用途的上市后药品再评价也是
　　　　　现阶段的重要应用场景之一。此外，数据孤岛、研究变
　　　　　质和部分场景下政策缺位，可能会在未来限制产业的
　　　　　进一步发展。

关键词：　健康医疗　真实世界　大数据

2019 年 5 月发布的《真实世界证据支持药物研发的基本考虑
（征求意见稿）》是国内的关键政策信号。药品审评中心（CDE）已
经在其中对真实世界研究（RWS）的相关概念进行了明确的定义。

CDE 将真实世界研究定义为在真实世界环境下收集与患者有关
的数据（真实世界数据，RWD），通过分析，获得医疗产品的使用价
值及潜在获益或风险的临床证据（真实世界证据，RWE），其主要研
究类型是观察性研究，也可以是实用临床试验。

RWD 被 CDE 定义为与患者使用药物以及健康状况有关的和/或

来源于各种日常医疗过程中所收集的数据。广义的 RWS 既包括以自然人群为对象的研究，也包括以临床人群为对象的研究；后者所得到的 RWE 既可用于支持医疗产品研发与监管决策，也可用于实现其他科学目的。

一　RWS 的具体应用场景

由于现在有关医疗器械的 RWS 披露还比较少，因此本部分将主要针对药品的相关场景进行分析。其中很多场景中药品与器械之间的区别并不明显，因此我们所做的很多分析也同样适用于医疗器械领域。

目前 RWS 在上市后产品的相关应用场景中使用广泛。上市后的产品基于患者的使用，可以仅通过随访获取大量的 RWD。这些患者没有经过任何方式的筛选，所得的 RWD 可以准确地表现真实世界环境下药物的使用情况。

因此在药品上市后的各项重要举措中，都能看到 RWS 的应用。比如上市后药品的再评价、适应证拓展、说明书变更等都在 RWS 的助力下实现了效率的提升。

而在未上市药品方面，RWS 的应用场景就比较有限，主要是围绕着辅助药品临床试验的开展和人群的精准化展开。典型的应用场景就是作为单臂临床试验的外部对照，或是挖掘合适的生物标志物精准化药品的有效人群。

在更广阔的应用范围中，RWS 还有很多新的应用场景，比如根据真实世界下的药物使用情况进行药物经济学研究，辅助医保控费。

（一）上市后药品的再评价

这是个非常直接的应用场景，尤其在越来越多药品通过快速审批进入市场的情况下，RWS 可能会成为这部分药品的最佳研究方式。

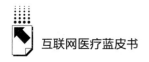

这里提到的再评价，不包括药物适应证的拓展，也不包括药物说明书的变更，而是非常单纯地针对药物当前获批的适用场景，进行进一步的大规模临床研究。

我们认为相比于更复杂的研究目的，再评价可能会成为 RWS 在医药产业中最重要的发展方向。主要原因在于需求量和意识水平的提升，越来越多的产品需要在上市后进一步向监管部门、医生和大众证实自己的有效性和安全性，并且涉及范围非常广泛，既包括近几年附条件批准上市的新药产品，也包括一些已经上市多年的化药和中药。

对于更多的上市药品来说，虽然没有向监管部门提交临床证据的要求，但是上市后的药品仍要进一步对医生和患者进行宣传，让医患对药物更加了解，更加放心地使用药物。在宣传的过程中，药企需要持续向医患输出新的临床证据来表明药物在实际临床使用过程中对于患者的持续获益。

开展设计严谨的 RWS 可以帮助药企从多维度证实药品的临床意义，包括但不限于细分适应证、安全性证明、对药品进行药物经济学评价等。研究这些不同维度并不是为了向国家药监局申报药品说明书的更改，而是为了让医生和患者在判断药品使用时，可以有据可依，最大化发挥药品的临床价值。

相比西药，中成药目前更需要开展这一类的 RWS。大多数西药，无论是仿制药还是原研药，都已经经过了大量临床研究的验证，有基础的临床证据支撑体系。中成药则在这方面相对欠缺，甚至有些中成药说明书上存在适应证范围含混不清、不良反应与禁忌不明、注意事项模糊的情况，使得医生和患者在用药时存在一定的顾虑。

实际上，很多中成药已经使用了西药的制剂工艺，可以使用西药的临床评价方法和标准进行评价，不像是复杂多变的中医药方难以进行临床评估。因此对于中成药来说，其既具备了临床评价的基本前提，也有获取临床证据的要求，很可能会成为 RWS 发展中的一片巨大市场。

（二）为药物的审评审批提供证据

由于国家药监局相关指导原则的明确，这一应用场景已经成为国内 RWS 的重要应用场景之一。关于药物的审评审批中有哪些具体的应用场景，在这里我们直接引用国家药监局在《真实世界证据支持药物研发与审评的指导原则（试行）》（以下简称《指导原则》）中的分类。

1. 为新药注册上市提供有效性和安全性证据

虽然国家药监局对这一点上的应用场景描绘得比较全面，但实际上，在新药注册上市时，其临床数据主要来自以往的临床试验。而临床试验均经过充分的试验设计和患者筛选，与真实世界的使用情况有一定出入，无法直接用于 RWS。因此在这一场景下，RWS 的重要应用场景其实是作为单臂临床试验的外部对照。

所谓单臂临床试验，指的是只有一个组，没有设计对照组，而以过去的研究结果作为外部对照与实验组进行比较的临床研究。随着药物研究逐渐深入更多临床上缺乏解决方案的严重疾病，单臂临床试验作为一种兼具临床试验严谨性和人道主义关怀的临床研究方法被广泛接受。毕竟对于患有威胁生命的严重疾病的人来说，在临床试验中对他们使用安慰剂是过于残忍且不人道的。

而在这样的单臂临床试验中，以 RWE 作为外部对照，可以客观反映特定患者群体在真实世界环境中的诊疗情况，在与实验组的对比中更能体现出实验组的临床价值，提高单臂临床试验的真实性和有效性。

2. 为已上市药物的说明书变更提供证据

说明书的变更包括六种不同情形：增加或修改适应证；改变剂量、给药方案或者用药途径；增加新的适用人群；添加实效比较研究的结果；增加安全性信息；说明书的其他修改。

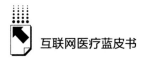

在这六种不同情形中，除了"增加或修改适应证"，其他的五大情形都非常适合 RWS 的应用。主要是因为在真实世界场景下，医生经常会根据患者的实际情况，对具体的用药细节进行适当调整，或是可能收到患者对用药后不良反应的反馈。如果能够通过 RWS 的方式将这些临床信息收集起来，对药品使用的进一步精准化则可以有明显的助力作用。

而"增加或修改适应证"就相对复杂一些，通常情况下都需要通过临床试验获取相应的临床证据支持适应证方面的变更，只有在"临床试验不可行或非最优的研究设计时"，才建议使用 RWS。

3. 为药物上市后要求或再评价提供证据

这主要适用于由于病例数小、研究时长短、入组标准严格等，未能在过往的临床试验中充分证明药物临床价值的情形。附条件批准是这一情形最典型的情况，近几年批准的多款创新药，和在新冠肺炎疫情暴发后快速获批上市的新冠病毒疫苗，都能够通过这种情形获益。

附条件批准的开放，对于 RWS 的发展是个重要的利好。越来越多的药物由于临床上的迫切需求，在完成Ⅱ期临床之后被国家药监局以附条件批准的形式允许提前上市。这些药物往往在Ⅱ期临床试验或Ⅲ期临床试验的中期结果中表现出显著优于现有临床解决方案的疗效。附条件批准之后，药物仍然要继续在规定期限内完成新的或正在进行的药物临床试验，这些临床试验通常是以确认预期的临床获益为目的的确证性临床试验，为常规上市提供充足证据。

除了临床上获益明显，目前通过附条件批准上市的药物，获批的适应证大多聚焦于一个特定的小规模患者群体。这也就意味着大多数附条件批准上市的药物具备了通过 RWS 获益的几个重要条件：第一，已经获批上市，可以在真实世界中收集数据；第二，患者群体小，进行大规模临床试验可能会面临患者招募问题；第三，亟须进一步验证药物的临床价值。

除此之外，作为一种先批准后验证的制度，附条件批准其实对于监管部门也提出了更高的要求。在 RWS 开展过程中对使用药物的患者进行的长期随访跟踪，还可以帮助监管机构减轻监管负担。因此对于附条件批准上市的药物来说，开展 RWS 是一件行之有效的临床证据收集方式。

4. 名老中医经验方、中药医疗机构制剂的人用经验总结与临床研发

有关中医的特殊应用场景，在《指导原则》中有充分的描述。中医作为中国特色的诊疗方案，在监管方面一直表现得相对模糊。作为一种由经验医学主导的解决方案，中医强调个体差异、千人千方的诊疗特点，并不完全适用于 RWS 或 RCT（随机对照研究）这种标准化的循证医学研究方法。

在各种中药品类中，经典名方和中药医疗机构制剂经过了长期的实践验证，有着广泛的群众基础。最重要的是，有相对稳定的配方和制造工艺，可以实现标准化生产，并因此可以通过循证医学研究方法进行临床研究。

对于这类产品来说，虽然没有经过完整的药品审批流程上市，但是在中药及中药制剂的特殊监管环境下，基本可以视同为上市的药物产品。因此对这类特殊中药产品来说，开展 RWS 的价值，与前述的"为药物上市后要求或再评价提供证据"和"为已上市药物的说明书变更提供证据"类似。一方面，可以通过 RWS 为产品提供临床依据，对于产品的大规模推广能起到极强的助力作用；另一方面，也可以通过 RWS 进一步优化产品的配方、使用方式等，实现更好的患者诊疗。

（三）精准定位目标人群

精准定位目标人群是近几年精准医疗大环境对药物研发提出的新要求之一，尤其在肿瘤类适应证中应用广泛。由于肿瘤患者之间

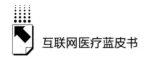

的异质性，同一大类下的肿瘤患者并不适用于同一套治疗体系。这种时候就需要使用特定的方法来细分患者群体，以达到更好的治疗效果。传统方法会结合肿瘤的形态学、发育学、病理学等表观特征来对患者群体进行区分。而随着基因检测技术的逐渐成熟，以基因突变和表达情况为基础的生物标志物体系开始在疾病研究中崭露头角。

到目前为止的肿瘤学研究，仍然认为基因突变是肿瘤发生的重要原因。因此对肿瘤进行基因组和表达谱的研究，找到患者肿瘤基因组突变或异常表达的基因，更能从肿瘤发生的根本原因上对患者群体进行精准区分。这些用于区分患者群体的基因，也就是生物标志物。

使用生物标志物精准定位目标人群，已经成为药企在药物研发中的常用手段。尤其在靶向药物和抗体药物领域，如果不进行患者群体的精准化，药物的有效率将大打折扣，不利于药品申请上市，也不利于提高药物经济学价值。

在生物标志物的研发过程中，一般需要使用回顾性 RWS 与临床研究相结合的方式。RWS 能够从过往接受治疗的患者的临床信息中找到临床获益的患者群体，并找到相应的生物标志物来区分这一特定群体。后续生物标志物的验证过程则需要借助临床试验，将生物标志物的信息作为患者的入组标准，通过严谨的对照来展示筛选后患者群体的临床获益。

（四）指导临床试验设计

RWS 对临床试验设计的指导意义主要在于，通过回顾性研究，帮助研究者从现有研究数据中挖掘有助于临床试验设计的证据。这种应用场景体现的是一种 RWS 与临床研究相结合的研究方式，也是回顾性研究与前瞻性研究相结合的方式。

比如在"精准定位目标人群"部分，其实在生物标志物开发的全过程中，RWS 就一定程度上起到了指导临床试验设计的作用，也就是帮助临床试验更好地设计自己的纳排标准，以表现出更好的临床诊疗效果。前文提到的单臂临床试验中 RWS 的应用，也是指导临床试验设计的方式之一，从真实世界角度为临床试验提供疾病的自然史、标准化治疗的疗效等信息。

除了纳排标准和疾病自然情况之外，RWS 还可能会在其他方面起到相应的助力作用，比如根据研究设置临床研究的样本量、临床研究的主要终点和次要终点、实验组与对照组疗效差别的界定（非劣效界值）等。总之，随着研究者对于 RWS 认识的不断深入，RWS 的引入在未来临床试验的设计和管理方面，将起到更加重要的作用。

二　RWS 正面临的桎梏

RWS 行业目前已经形成了完整的产业链条和研究方法，并且相匹配的技术也日趋成熟。虽然 RWS 在近两年风光无限，但行业的发展仍然受限于一些客观因素，而无法在现有的行业发展基础上更进一步。

（一）部分场景下政策缺位

国家药监局已经就 RWE 在审评审批方面的应用，按照不同产品类型，接连推出了多项指南。此外也参与到了部分重要行业规范的编纂中。但正如我们在应用场景中分析的，从 RWD 中分析出的 RWE 并不都最终应用到审评审批环节。在审评审批之外还有更丰富的应用场景，而这些场景在目前的相关政策中或未有提及，或一笔带过，可能会让药企产生错觉，误认为这些类型的 RWS 并不重要。

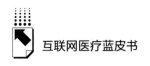

（二）研究变质

虽然国内的医药企业带金销售的情况经过过去几年的严打而逐渐消退，但是随着 RWS 在国内热度的不断走高，有些药企盯上了这块暂时缺乏完善监管的领域，以 RWS 为名，变相给医生回扣，以违规方式进行药品营销。对于这个刚刚起步的领域来说，这种"变质"将使得行业形象因为少数违规行为的存在而大打折扣。而想要解决这一问题，除了行业更加自律之外，可能也需要监管部门为 RWS 提供更加明确的监管细则，规范行业的发展脉络。

（三）数据孤岛

RWD 是开展 RWS 的基础，国家药监局为此还专门在 2020 年 7 月出台了《用于产生真实世界证据的真实世界数据指导原则（征求意见稿)》，对可以应用于 RWS 的 RWD 进行了划分。但实际上，在目前大多数进行的 RWS 中，主要的分析维度还都围绕着临床上收集的数据展开。该指导原则提及的大量不同维度的患者数据，研究者很难在实际研究中获取，即使获取了可能也很难在实际研究中应用。

这主要是因为不同的数据类型由不同的数据持有者掌握，并且根据不同的监管要求，研究者调用数据的难度也有较大差异。而在具体的数据应用过程中，不同机构的数据之间存在数据孤岛问题，互相之间难以串联，很难被应用到同一项研究中。

因此对于目前存在的数据孤岛问题来说，既需要国家进一步开放研究者的数据获取途径，也需要对数据进行全面的结构化，在底层上打通数据孤岛，让数据能最终产生价值。

B.12
互联网与中医药传承发展新变化

王 帅　陈跃航　王 擎

摘　要：　在"互联网＋"发展的大趋势下，新数据时代与中医药文化融合创新，在传统的基础上催生出新的变化。本报告以中医药文化核心价值观为基础，回顾了中医药在新冠肺炎疫情防控中的作用及影响，进而探讨了现代中医药文化在互联网技术的支持下，衍生出的多种传承发展模式，为中医药文化传承发展提供了更可靠的、经过实践确定的新方式。

关键词："互联网＋"　中医药传承　数字化中医诊疗　线上课程

在新冠肺炎疫情防控中，中医与西医优势互补、相互协作，为打赢疫情防控的人民战争、总体战、阻击战做出了重要贡献。

在中医药文化核心价值观的基础上，利用互联网技术完善发展中医药文化传承教育体系，进一步发挥中医药独特优势和作用，把握新发展阶段的新目标新任务新要求，坚持以服务人民健康为中心，以传承精华、守正创新为主线，是中医药传承发展的重中之重。

一　中医药文化核心价值观

2013 年 8 月，中国中医科学院召开了中医药文化核心价值观凝

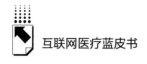

练研究专家论证会，提出了以医法自然、和合致中、精诚仁爱、济世贵生为主的核心价值观。

这些核心价值观作为中华民族精神的重要组成部分，在中医药文化传承的几千年历史里，为无数医者指引了前进的方向，只有明确核心价值观，以价值观为导向，才能更好地传承中医药文化。

（一）医法自然

中医学特别重视人与自然的内在联系，认为人与自然是一个有机的整体，《黄帝内经》中记载的"上古之人，其知道者，法于阴阳，和于术数……故能形与神俱，而尽终其天年，度百岁乃去"，指导人们依据自然的变化规律起居生活，按照正确的养生方法来调养锻炼，不过度操劳，才能有健康的体魄，旨在顺天地、应四时、调阴阳、治未病，此皆造法自然、源于自然。

（二）和合致中

和合思想在中国古代哲学和文化中都有着非常悠久的历史，作为中医和合思想的源头，《黄帝内经》秉承了周易和儒道的和合观念，常常将其用来阐释生命、疾病和治疗的原理。

和合致中充分体现了中医崇尚和谐的价值取向。"中也者天下之大本也，和也者天下之达道也，致中和，天地位焉，万物育焉。"表现为天人合一的生命观、阴阳平和的健康观、调和致中的治疗观，以及医患和谐、同道谦和的道德观。

（三）精诚仁爱

喻嘉言在《医门法律》中说道："仁人君子，必笃于情，笃于情，则视人犹己，问其所苦，自无不到之处。"

被称为"东方的希波克拉底誓言"的《大医精诚》更表明："凡

大医治病……先发大慈恻隐之心，誓愿普救含灵之苦……普同一等，皆如至亲之想……如此可为苍生大医。"

以上均明确地表明了为医者，当精诚仁爱，不仅要有精湛的医术和高尚的品德修养，还要有一颗仁慈爱人之心，展现了为医者应有的道德标准。

（四）济世贵生

中医药文化传承千年，济世救人、尊重生命始终是重中之重。

《素问病机气宜保命集》记载："夫医道者，以济世为良，以愈疾为善。"因此，不断地精进医术，提升治病救人的能力，是为医者对患者生命最大的敬重。

孙思邈认为："人命至重，有贵千金，一方济之，德逾于此。"《医学源流论》也记载："医为人命所关。人之所系，莫大乎生死。"医乃仁术，人命至重有贵千金，中医药济世活人的仁心仁术，不仅仅是治病的医术，更是治人的医道。

中医药文化核心价值观不仅体现了中华民族的人文精神和优良品质，更是社会主义核心价值体系的重要层面，只有详细了解核心价值观，坚持以核心价值观为中心，才能更好地将中医药文化传承下去。

二 疫情下中医药的作用及影响

习近平总书记说过：中医药学是中国古代科学的瑰宝，也是打开中华文明宝库的钥匙。中医药文化在数千年的历史发展进程中，积累了丰富的医学理论与实践经验，也有着悠久的抗疫历史。

自西汉至今，我国共发生过300多次大型瘟疫，历代医家的不断探索实践，为后世积累了无数宝贵的经验。在此次新冠肺炎疫情防控

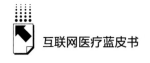

的战争中，中医药作为抗疫的中国方案中不可或缺的一部分，充分发挥优势，取得了非常显著的疗效，让中医药文化更加深入人心。

（一）中医抗疫，治未病理念凸显

1950 年，新中国第一次全国卫生工作会议确立了"预防为主""团结中西医"的卫生工作方针，该方针在本次疫情防控中得到了充分体现。

目前来说，预防新冠病毒感染的主要方法就是增强免疫力，并配合有效的隔离措施，控制病毒在人群中的流行，这十分符合中医中的"治未病"理念。作为我国最早的医学典籍之一的《黄帝内经》，在其素问篇开篇之作《上古天真论》中讲的就是预防，并提出了预防疾病的具体做法。

在新冠肺炎疫情暴发之初，我国的中医专家纷纷加入到抗疫队伍之中，由国医大师王琦领衔，谷晓红教授、刘清泉教授共同担任主编，张伯礼教授主审的《新型冠状病毒肺炎中医诊疗手册》中预防新冠病毒肺炎的中医药处方强调增强人体自身正气，充分体现了中医未病先防的治疗理念。

此外，中药制剂对于预防与控制疫情也有着重大的意义，无论在武汉、湖北乃至全中国，还是在美国、加拿大、伊朗、韩国、巴西、匈牙利等国家，口服中药制剂都可以降低感染率，促进新冠病毒肺炎的群体免疫，有效地阻止疫情的扩散和蔓延。

中医药对新冠病毒肺炎的预防有着不可或缺的作用，其显著的疗效使中医药文化不再局限于国内，而是向着更远的地方传播与发展。

（二）中医药应对疫情的优势凸显

此次疫情防控中，中医药参与的深度与广度前所未有，而中医始终秉持着辨证论治、以人为本的治疗理念，使中医药取得了显著的疗效。

　　早期的中医药治疗，可以较快地改善轻症患者发热、咳嗽、乏力等症状，提高核酸转阴率，减少轻症和普通型向重症的发展；提高重症和危重症患者的治愈率，降低死亡率，抑制重症向危重症的发展。

　　在本次新冠肺炎疫情防控中，国家中医药管理局组织筛选出来了由化湿败毒方、清肺排毒汤、宣肺败毒方、金花清感颗粒、连花清瘟胶囊、血必净注射液组成的"三药三方"，进一步发挥了中医药治疗的临床优势，在全国范围内，新冠病毒肺炎确诊病例的中医药使用率达91.5%，中医药治疗总有效率达90%以上，武汉16家方舱医院收治的11740人中，中药汤剂、连花清瘟胶囊及金花清感颗粒等使用率更是高达99.93%。

　　中医药对于新冠病毒肺炎的愈后康复也有着十分重要的意义，《新型冠状病毒肺炎诊疗方案》给予了辨证运用中药汤剂、艾灸、按摩、拔罐及耳穴等多种方法的建议，使用中药、八段锦、穴位贴敷等方法的出院患者，可以有效改善症状并降低核酸复阳率，加快康复。

　　所谓"大疫出良药"，历代很多有效的处方是从疫情中经过反复试验筛选出来的，所以，在临床上要充分利用中医药的治疗优势，进一步加强中西医的结合，形成中医药与西医药的联合互补的防控方案，为疫情下的全民健康做出贡献。

（三）疫情防控常态化时期中医药的传承展望

　　如今，国内外的疫情防控形势依旧十分严峻，常态化防控下的多点散发和局部小规模聚集性暴发将成为今后的常态，我国作为受新冠肺炎疫情影响相对较早的国家，在总体控制上已积累了丰富的经验。

　　通过这次疫情，中医药文化的传承教育受到了社会各界的广泛关注，不仅为中医药从业者们增添了极大的信心，还让大众都开始尝试着接触和了解中医药的相关知识，很多教育机构结合时下新兴的互联网技术，致力于全面普及中医药知识。其中，"中医在线"在疫情防

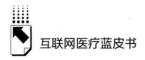

控常态化时期开展了 102 节新冠病毒肺炎防治知识线上公开课，累计听课人数达到 71123 人，累计学习人次更是高达 2412093 人次，听课的人中不仅仅有中医的从业者，还有大量的中医爱好者和普通群众。

更多的人不仅会通过网络学习中医药的防疫知识，还会继续地深入了解中医药文化中传统的养生方法和相关理念，这加深了中医药对群众生活的影响，更有利于中医药文化理念的传播。

中医药特有的优势和疗效得到了社会的充分认可，使中医药的传承发展更加现代化，加快了中医药文化传承教育高质量发展进程。

三　现有互联网环境下的中医药文化传承新模式

近年来，人工智能、大数据、云计算、物联网、区块链等数字技术发展迅速，渗透进了中医药的各个方面，高效发达的数字化技术为中医药文化传承提供了可靠的技术驱动力。其中，互联网技术不仅是应用环节最多的技术，也是实际应用最多的技术，这一方面得益于互联网技术的成熟，另一方面得益于政策对互联网医疗的推动。

但伴随着机遇和发展，目前的中医药传承创新发展还存在不少短板、弱项，中医药服务体系有待完善、服务供给还不够、特色人才总量还不足、传承创新体系不完善等问题亟须解决。因此，我们要立足行业发展需求，结合互联网大数据，发挥自身优势，才能推动中医药的高质量发展。现在，以下几种借助互联网大数据衍生的中医药文化传承新模式已初见成效。

（一）数字化中医诊疗新模式

目前，随着我国卫生与健康事业发展进入了新时期，新时代、新形势下大众健康需求的变化，互联网、大数据、人工智能等新技术新潮流的涌现发展，为医疗服务提升优化释放出巨大空间。

例如，在中医诊疗方面，根据医疗环节，数字化的中医诊疗可细分为在线问诊、辅助诊断、开方配药、健康管理。

在线问诊：患者通过"中医在线"问诊平台 PC 端或移动端进行预约挂号、问诊，医生可以在线与患者沟通，在线开方。

辅助诊断：利用四诊仪系统、体质辨识系统、经典处方系统等，采集患者面部、脉搏、舌苔等方面表现出来的体质特征，并结合以往病历，判断患者基本类型及病情程度，最后得出数据。

开方配药：医生完成诊断后，通过互联网开具电子处方，智慧药房系统自动接收医生处方，药师在线审方，电子处方通过互联网自动传入数字药房系统，系统就近调剂，完成中药抓取、中药代煎、配送上门等环节，为患者省去排队取药的时间。

健康管理：基于物联网技术，患者通过健康腕表、智能脉诊仪等智能设备实时采集脉搏波、心率值、心电波和血压值等体质数据，将数据传输给医生，医生可以通过在线平台对病人进行健康管理，实时了解健康状况并对症下药，病人也可以利用互联网技术了解健康管理知识，实施在线咨询。

得益于互联网技术的高速发展，数字化中医诊疗实现了无接触问诊，使患者就医更加便捷高效，也在一定程度上缓解了医护人员的压力，其规范化、现代化的诊疗模式，不仅为患者提供了更精确的治疗数据，也为后续的学习提供了更完善、更方便查找的新途径。

（二）人才培养

中医药人才是中医药事业发展的基础和保障，也是中医药传承创新的重要战略资源，目前，中医药人才储备却始终不足。根据国家卫健委发布的《2018 年我国卫生健康事业发展统计公报》，截至 2018 年末，全国执业（助理）医师共 360.7 万人，中医类别执业（助理）医师仅 57.5 万人，占整个群体的 15.9%，整个医师群体的数量是在

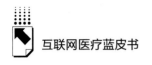

上升的，中医的数量却形成反差。

传统意义上，需要全方位地学习许多中医相关科目，并经过不断的临床实践，才能培养出一位优秀的中医人才，但也因此引发了中医人才普遍成才较慢，非常受地域、时间和传授方式的局限。

现在，在"互联网＋"的大背景下，培养人才和教授中医药知识不再拘泥于传统的必须面对面才能授课的方式，不再拘泥于时间地点，这让中医药文化的传承与发展拥有了更多的可能性。

在2018年5月7日，"中医在线"联合全国数十位国医大师、百余名国家级名老中医、25000多位一线医生共同签名发起成立了"精医大学"，旨在建立一所"没有围墙"的中医人的终身大学。中医的从业者可以借助互联网从中学习到国医大师和名老中医们多年的学术思想和临床经验，不必在路途中奔波，突破了地域和时间的限制，为中医文化教育提供了一种更加便捷高效的学习模式。

另外，"中医在线"在继续教育导航工程项目方面，也结合了时下"互联网＋"的大趋势，利用先进的互联网技术，制作以男科、妇科、肿瘤为主的三大线上导航课程，已完成课程总数达到87节，总时长达到117.5个小时。一些常见病系列课程的录制与教学，不仅打破了老师与学员之间的时间限制、地域局限，也让听课的中医人学到了更多实用的知识，提升了学习的积极性。

互联网技术的发展给中医药从业者的学习和生活都带来了巨大便利，中医药传承发展的互联网模式优势凸显，让中医药的学习方式变得更为多元，打破了时间和地域的限制，为中医药文化的传承教育带来新的变革与转机。

（三）中医药文化传承与传播

中医药文化是中华民族的文化符号之一，也是国家文化软实力的重要组成部分。作为中华优秀传统文化的重要组成部分，中医药文化集中体现了中华民族的核心价值、思维方式。所以，加强中医药文化传播既是中医药事业发展的必然要求，也是推动群众形成传承中医药文化的自觉的有效途径。

首先，要通过互联网加强中医药疫情防控相关课程的推广，加深中医药从业人员对中医药防疫知识的了解，以便更好地服务大众。由于疫情影响，线上课程已经成为教学的一大趋势，在2020年，"中医在线"开展疫情防控专项课程共59课时，累计学习人数达到38102人，累计学习人次更是高达576409人次。

将更权威、更精准的中医药疫情防控课程与互联网技术相结合，做成更适合中医药从业者的防疫公开课，把中医药文化以更可靠、更普适的方式推出，不仅加深了大众对中医药文化的了解，普及了新冠病毒肺炎的中医药防治方式，更让中医药文化的传播深入民心，利于更好地为人民的健康服务。

其次，中医药文化作为中华文明的优秀代表，是中华文化传播的有效载体，如何将中医药推出国门，进而推向全世界是我们当下应该思考的问题。通过本次疫情，中医药在国外防疫中崭露头角，"中医在线"也将继续教育的课程开到了新加坡，在新加坡新冠病毒肺炎远程系列的11节培训课中，累计听课人次达到了2612人次。中医药的教育方式需要不断尝试积累、突破创新，才能为后续的发展提供更多的可能，才能让中医药文化传承在新形势下发挥应有的优势。

传承是中医药发展的根基，创新是中医药发展的时代生命力，在互联网大数据的基础上，应充分利用现代科技，切实推动中医药事业和产业的高质量发展，推动中医药现代化，让中医药文化体系扎根于科技的土壤，开发出无限的可能。

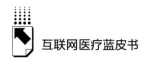

参考文献

黄蓓：《领悟重要指示 贯彻两会精神 奋力推进中医药传承创新发展》，《中国中医药报》2021 年 3 月 8 日。

宋歌、周琦：《议中医核心价值观 聚中华传统文化魂》，《中国中医药报》2014 年 7 月 3 日。

孙光荣：《中医药学是打开中华文明宝库的钥匙》，《中国中医药报》2014 年 9 月 25 日。

王阶：《中医药守卫疫情常态化下的全民健康》，《中国城市报》2021 年 3 月 1 日。

张志斌、王永炎：《试论中医"治未病"之概念及其科学内容》，《北京中医药大学学报》2007 年第 7 期。

徐博文：《新冠肺炎的中医预防》，《上海中医药报》2020 年 3 月 13 日。

占尚、彭恩胜、黄寻芳：《中国疫情防控彰显中医药文化优势》，《江西中医药》2020 年第 11 期。

张伯礼、梓涵、张芸帆：《弘扬抗疫精神 坚定文化自信》，《中国城市报》2020 年 11 月 9 日。

国家中医药管理局：《国家发展改革委、国家中医药管理局负责同志就〈关于加快中医药特色发展的若干政策措施〉答记者问》，《中国城市报》2021 年 2 月 9 日。

许晶晶、朱家胜：《中医药文化对外传播的重要意义》，《课程教育研究》2018 年第 39 期。

B.13
"互联网+"背景下智慧中药房
发展现状与趋势

程 蒙 杨 光 杜茂波 黄璐琦

摘 要: 随着自动化调剂、煎煮、制剂设备的普及,以及数据库和通信技术的发展,互联网开始渗透到中药药事服务的各个环节。在国家卫生健康委员会、国家中医药管理局等主管部门的大力支持下,一系列政策法规相继出台,为"互联网+中药房"的诞生提供了政策法规环境,之后,智慧中药房开始出现和普及。智慧中药房是利用现代化信息技术和自动控制技术,对线上、线下进行资源整合,改变中药传统的取药方式,实现支付、调剂、代煎、配送等一站式服务,其核心是药品自动化调配和全程信息化管理,给中药饮片的现代化使用提供了新的途径,自动化、信息化的调剂和煎药节省了患者排队等药的时间,多元化的制剂选择为不同需求患者提供了便于服用、携带的中药制剂。智慧中药房的发展,对医药经济结构调整、提升药事服务水平、节省人力资源、提升中药饮片竞争力等具有推动作用。

关键词: "互联网+" 智慧中药房 药事服务

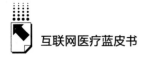
智慧中药房是传统中医药与现代互联网技术相结合的产物，可通过互联网和信息化的技术解决患者、医师、药师之间的信息交流问题，通过物联网技术解决中药饮片、中药制剂和成品配送的衔接问题，通过自动化技术解决中药饮片调剂、煎煮、包装一体化问题，其本质是解决"看病难、取药慢"等现实问题。智慧中药房的发展是一个循序渐进的过程，关于"健康中国2030"战略和推进"互联网＋"行动等的政策文件为智慧中药房的诞生和发展提供了基础支持。国家卫生健康委员会、国家中医药管理局等主管部门相继发文，为智慧中药房的诞生提供政策法规环境。随着互联网、物联网、信息化等相关技术的发展，自动化、信息化的调剂和煎药节省了患者排队等药的时间，多元化的制剂选择为不同需求患者提供了便于服用、携带的中药制剂。此外，智慧中药房是互联网与药事服务相结合的产物，是中药药事服务的升级和现代化，对恢复以中药饮片为主体的中医药产业结构有重要意义，对保障中医药的精准治疗和个性化治疗具有重要价值。

一　智慧中药房产生背景与政策环境

（一）智慧中药房产生背景

药品是特殊商品，具有研发周期长、风险高、监管严的特点。药品市场存在较严重的信息不对称现象，药品属于信用产品，药品产业是最需要互联网介入的产业，但药品市场的高门槛也导致了药品产业结构相对封闭，互联网融入进程相对较慢。中药相对于化药而言更为复杂，在临床实践中具有中药饮片、配方颗粒、医疗机构制剂等多种产品形态。这些剂型相对而言各有优势和特点，在临床上都有一定用户使用基础。在中药工业的发展历程中，最为传统和有效的中药饮片在临床中使用比例不高，竞争力明显弱于中成药和配方颗粒，这一现象引发了中医药行业的普遍担忧。

互联网对经济社会的渗透与改造已经拓展到各个行业，创新了经济社会发展模式，尤其是对产业流程和生产关系的塑造，大幅降低了整个社会的交易成本。截至2020年12月，我国网民规模达9.89亿人，互联网普及率达70.4%，其中有2.15亿人使用在线医疗服务，网民使用率达21.7%[1]，巨大的用户基数为智慧医疗的发展提供了沃土。"十三五"期间，我国深入推进产业数字化转型，数字经济规模从"十三五"初期的11万亿元增长到2019年的35.8万亿元，占GDP比重超过36%，对GDP的贡献率达67.7%[2]。各行业经过数字化改造，重塑产业链并提升了产业链水平，智慧中药房是数字化与中药行业深度融合的产物。

智慧中药房利用现代化信息技术和自动控制技术，对线上、线下进行资源整合，改变中药传统的取药方式，实现支付、调剂、代煎、配送等一站式服务，其核心是药品自动化调配和全程信息化管理。智慧中药房让医生与患者、中药饮片与小型制药设备（包括煎药机、制粒机、熬膏机、制丸机等）之间实现了快速对接，将"一人一方"拓展为"一人一方一剂"，在处方个性化的同时实现了剂型个性化，改变了中药饮片的应用场景。如：某医药公司于2015年6月上线的智慧中药房，其"颠覆式"的模式创新领跑互联网"最后一公里"，有助于实现个性化、便捷化、共享化、精准化、智能化的中医药健康服务，激发创业创新活力，推动中医药传承创新发展。

---

① 中国互联网络信息中心：第47次《中国互联网络发展状况统计报告》，2021。

② 《国新办举行"十三五"工业通信业发展成就新闻发布会》，国务院新闻办公室网站，2020年10月23日，http：//www.scio.gov.cn/xwfbh/xwbfbh/wqfbh/42311/44045/index.htm。

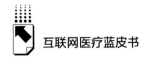

（二）智慧中药房政策环境

长期以来，尽管我国互联网产品市场快速发展，但受到高风险和高壁垒的影响，医药行业都是以线下市场为主，尤其是中药饮片涉及医生处方权的问题，几乎都是停留在线下交易范围。随着技术手段的发展，信息化和可追溯技术的进步，医生在线行使处方权成为可能，国家监管部门在研究探索后，开始鼓励互联网与医药行业深度融合。

智慧中药房是"互联网＋健康医疗"的组成部分，是健康医疗产业中药药事服务环节与互联网结合的产物。《"健康中国2030"规划纲要》（2016年）已将建立起全面覆盖的健康数据体系作为"健康中国"的重要任务。在国家"互联网＋"行动计划中，提出通过互联网实现便民惠民，鉴于中医药服务信息化程度较低，"看病难、取药慢"的现象普遍存在，因此互联网与健康医疗是便民惠民的重要举措。

《"健康中国2030"规划纲要》和《关于积极推进"互联网＋"行动的指导意见》（国发〔2015〕40号）两个文件在宏观层面为智慧中药房的诞生指明了方向。为进一步推动智慧中药房建设和政策落地，国家中医药管理局积极探索互联网与医事服务、药事服务相结合的模式，其中"互联网＋药事服务"包含了中药饮片处方审核、自动化调剂和煎煮、现代化制剂、物流配送等药事服务环节与互联网的深度融合。2017年12月4日，国家中医药管理局印发《关于推进中医药健康服务与互联网融合发展的指导意见》，标志着智慧中药房正式成为中药药事服务不可或缺的组成部分。在具体实施层面，为了保证医师和药师参与"互联网＋"的合法性和积极性，国务院办公厅发布《关于促进"互联网＋医疗健康"发展的意见》（2018年），对医师的线上复诊、处方数据使用、线上医疗服务和药事服务等进一步予以明确。

在智慧中药房的应用过程中，民众也切实感受到了互联网为药事服务带来的便捷，智慧中药房的普及和推广不断深化。智慧中药房惠民便民主要体现在以下四个方面：（1）将传统中药房凭借医师处方到药房抓药的过程变为医师处方与药房直接对接，省去患者"跑上跑下"的过程，改善了患者就医体验；（2）将传统中药房人工调剂、煎煮等过程变为自动化调剂、煎煮，一是节省了人力资源，二是实现了精准称量，在保证用药安全的同时缩短了患者等待的时间；（3）智慧中药房引入了第三方物流作为药品配送机构，大幅缩短了患者等待调剂和制剂的时间，实现了全城当日配送，增加了医事和药事服务半径；（4）引入了小型化、个性化的制剂设备，实现了颗粒剂、膏方、丸剂、汤剂的自由选择，患者可根据不同的应用场景选择相应的剂型。

至此，"智慧中药房"的概念被明确地提出，且特别提及中药饮片的代煎、配送服务，第三方社会药房配送药品正式成为法律明确允许的服务。

二　智慧中药房产业发展的基础条件

近几年我国智慧医疗快速发展，投资规模不断扩大，2019 年，智慧医疗投资规模达到 970 亿元，智慧药房市场规模约达 330.93 亿元，预计到 2026 年市场规模将达到 1171 亿元左右①。智慧医疗以积极态势助力实现"健康中国 2030"行动，在医院、医生、患者等领域均有广泛应用，如医院的分级诊疗、信息系统、医学影像信息存储系统等，医生使用的电子病历、医学影像诊断、手术操作导航等，患者使用的可穿戴设备、智慧医疗 App 等②。智慧中药房作为智慧医疗

① 《2021 年中国智慧药房市场调研报告－市场现状调查与发展战略规划》，观研报告网，2021 年 2 月 5 日，http：//baogao. chinabaogao. com/yiliaoqixie/5321345 32134. html。
② 王湛等：《健康中国背景下我国智慧医疗发展现状与思考》，《医学信息》2020 年第 22 期。

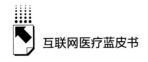
发展的一部分，其产业发展得益于自动化调配设备的研发、小包装饮片和配方颗粒的应用、软件信息系统的发展等。

（一）自动化调配设备的研发

日本、美国、德国等国家早在20世纪80年代就已经开始对药房自动化设备开展研究，并根据本国医疗体制的现状研制出分别适用于不同药房的自动化设备[①]，特别是化药领域的自动化调配设备已十分成熟，应用较广泛。我国在药房的自动化领域也取得了较大进展，盒装药品自动发药设备已超过500台[②]，但主要集中在一线城市和大型公立医院，建成并运行的全程信息化管理的智慧西药房在全国范围内也屈指可数。立木信息咨询发布的《中国智慧药房市场预测与战略研究报告（2019版）》显示，截至2013年，发达国家药房自动化系统平均普及率大约为30%，但各个国家的表现有所不同。截至2010年底，至少53%的加拿大医院和89%的美国医院使用了自动发药设备。而到2014年底，美国97%的医院都配备了自动发药设备。

由于中药药用部位差别较大，根茎类、全草类、果实类、花类中药材的入药比重和形态各异，自动化定量抓取存在困难，尤其是全草类和花类中药饮片。目前全自动化中药饮片调配设备仍处于研发、探索阶段，与全面普及和应用还有差距。半自动化中药饮片调剂设备应用相对普遍，但该类设备仅适用于易于称量、流动性好的中药饮片，如果实类、根茎类中药饮片，进行自动调剂，对难以进行自动化调剂的中药饮片仍采用人工调剂的方式。中药配方颗粒是经过煎煮、浓

---

① 王志翔：《智慧药房快速发药机的设计与研究》，硕士学位论文，合肥工业大学，2019。

② 林艳等：《国内门诊药房自动化发药系统发展现状及使用效果评价》，《中国现代应用药学》2020年第9期。

缩、制粒而成的中药饮片的特殊形态，其标准化程度较高，易于称量、流动性好、质量均匀，因此配方颗粒可以实现全自动化调剂。

（二）小包装饮片和配方颗粒的应用

智慧中药房的发展也得益于小包装饮片和配方颗粒的应用。小包装饮片和配方颗粒都在一定程度上解决了中药饮片的非标准化问题，给自动化调配设备的应用带来了便利。中药配方颗粒和中药饮片是目前各大中药房自动配送系统可配送的 2 个主要产品类型。较为常见的是中药配方颗粒自动调配设备，在中国知网以"配方颗粒"为关键词，共搜索到 6 个配方颗粒生产设备的专利，其中 5 个为实用新型专利、1 个为发明专利。

虽然中药配方颗粒自动化调剂程度较高，但由于配方颗粒的质量标准和生产工艺仍存在较大争议，尤其是矿物类中药饮片的有效成分、易挥发中药饮片的配方颗粒形态等仍缺乏科学依据，加之配方颗粒没有经过共煎共煮，也没有实现先煎后下等中医药理论认为必不可少的环节，中医医师对配方颗粒的应用多有诟病。智慧中药房"一人一方"的煎煮模式可以有效避免配方颗粒存在的不足和理论缺陷。针对中药饮片调剂困难的问题，小包装饮片是理想的解决方案之一。小包装饮片不同于配方颗粒，仅从包装规格上实现了中药饮片的标准化，

不改变中药饮片煎煮和制剂的过程，更符合传统中医药理论。但是目前由于中药饮片市场多为区域性，不同饮片厂包装设计、重量规格、产品标识、条形码系统不同，未形成全国统一的质量体系，这对小包装饮片的自动调剂设备研发、生产、应用形成了一定的障碍，但小包装饮片及其自动化调剂设备的应用是智慧中药房发展的重要基础，尤其是尽快出台小包装饮片的国家标准，对智慧中药房的推广极为关键。

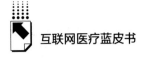
（三）软件信息系统的发展

医院信息系统经过多年建设发展，基本上各个部门都实现了信息化，如挂号与预约系统、看诊与开方系统、收费系统、住院系统等①，这些信息系统的开发与应用，提升了医院的运行效率，也为智慧药房的开发提供了基础。适用于西药房的智慧药房采用了现代通信技术和自动控制技术，将医院信息系统与智慧药房管理系统、智慧发药系统串联，实现医生开药后，药房自动配药、发药。医院信息系统、智慧药房管理系统、智慧发药系统是智慧药房必须具备的三大系统。

袁翼霏认为智慧药房的软件系统应包括电子处方流转系统、全程条码识别管理系统、电子处方审核系统和智能配送系统，通过将药房智慧化显著提升药房工作效率、减少药品调剂和处方审核等各类差错事件的发生②。桑墒等研发的智慧药房系统包括医院信息系统、智慧药房管理系统和智慧发药系统，通信技术负责处方信息以及药品供货信息、保质期等信息的传递，方便发药系统发药并确保药品可追溯来源③。于浩波等研发的智慧药房系统采用数据库技术对药品信息进行管理，在获取用户需求后，可在数据库中查询药品余量等信息，药房中若有该药品，则继续完成药品的购买与配送④。

---

① 雷蕾、廖静宇：《医院信息化建设现状与发展对策研究》，《计算机产品与流通》2020 年第 1 期。

② 袁翼霏：《基于"互联网＋中医药"背景下智慧药房管理模式的构建》，《中医药管理杂志》2021 年第 1 期。

③ 桑墒、薛天侃：《智慧药房服务云系统以及智慧药房发药方法》，专利公布/公告号：CN107330285A，2017 年 11 月 7 日。

④ 于浩波、鲁楠、田晓宇：《一种智能药房的商业模式》，专利公布/公告号：CN110135921A，2019 年 8 月 16 日。

（四）其他支撑技术平台

随着国务院办公厅《关于促进"互联网＋医疗健康"发展的意见》的发布，国内多家医院已启动了"智慧药房"项目，如2016年上半年上海就有15家医院建成了智慧药房①，用于中药房的管理，为患者提供中药代煎、个体化加工以及配送等服务，拓展了中医药服务的人群和领域，是中药房信息化和智能化发展的方向。现代通信技术、物联网技术、数据库技术和自动控制技术是智慧药房服务平台的四大技术支撑。如某科技公司以"物联网自动化技术＋大数据"为基础，通过自动化药房、智能药品自助终端设备，为药店、社区、学校、机场等提供药品零售、自助售药、互联网问诊、用药指导、健康管理以及药品智能化管理等方面的整体解决方案，统一信息流转与通信大平台，实现问诊、审方、售药、取药的全链路闭环，打通各系统、各终端，实现互联互通，促进信息数据充分流动。利用物联网技术打通"人—社区/乡镇—医院/医生—药店/药房"医资需求各环节，有效均衡社会医资，为实体医药终端赋能。

现代通信技术将医院的处方系统与药房系统串联起来，将医生开具的处方信息精准传递至药房。同时，通过移动通信技术，将患者与医生、药房联系在一起，患者可在手机上随时查询药品调剂进度和配送信息，在用药有疑问时随时与医生沟通。

物联网技术特别是条形码技术方便了药品信息的管理与传递。每一张处方、每一盒药品通过录入条形码识别管理系统生成专属的条形码，在处方流转、药品分类和配送过程中，只需扫描条形码便可获得处方和药品信息，且可通过条形码实现处方和药品的可追溯。

数据库技术的应用可以帮助药师快速审核处方。中药处方审核数

---

① 《沪首批15家医院建成"智慧药房"》，《中国自动识别技术》2016年第5期。

据库中记载了中药的配伍禁忌，如"十八反、十九畏"，以及有毒中药、特殊人群用药、中药用量限度，可初步审核医生所开具的处方，遇到有问题的处方给药师提供预警，保证用药安全。

智慧药房对中药的煎煮采用了自动控制技术，可根据每味中药独特的性味归经为处方设置最适合的加水量、浸泡时间、火候、煎煮时间与次数、特殊的煎煮方式等，自动按照设定的参数进行煎煮，保证中药汤剂的质量。使用汤剂治疗的患者中，选择在医院代煎中药的患者从2015年的50%增长至2018年的70%①，但医院的场地和人手有限，现有的条件难以满足日益增长的代煎需求，智慧药房所拥有的自动煎药技术能很好地解决这一问题。

（五）智慧中药房服务于医药经济结构调整

目前我国经济整体处于结构调整的优化升级阶段，随着国内居民消费水平的提高，人口老龄化进程加快，对医药的整体需求增加，促使我国药品流通行业规模进一步扩大。我国医保支付规模已经接近峰值，医药市场必须从总量增长向高质量增长转变。提高医药费用的使用效率，从而通过疗效提升全面健康水平是我国医疗体制改革的重点。现代化信息技术赋能下，监管部门对医药费用使用效率的评估手段和能力不断提升，产业结构不断优化。

国务院深化医药卫生体制改革领导小组印发《关于以药品集中采购和使用为突破口进一步深化医药卫生体制改革若干政策措施的通知》，从药品集中采购、医疗服务价格、医保支付标准等方面进行改革，推动我国药品零售形成新业态，智慧中药房成为促进医疗、医保、医药联动，产业升级转型的新亮点。在"互联网＋"行动背景

① 宗永辉等：《信息技术在医院饮片代煎及配送中的开发与应用》，《中医药管理杂志》2019年第23期。

下，医药电商发展潜力巨大，将带来整个健康产业的转型，构筑全新的医药流通行业智慧健康生态圈。如2014年10月正式上线的某大药房是一家国家药监局批准的正规网上购药平台，该公司利用微信公众平台开发了一款基于微信公众号的网上药店，所售药品含家庭常备药物、营养保健品等，实现了用户在网上购买成品药。

（六）智慧中药房服务于提升药事服务水平

智慧中药房是医疗卫生机构对信息管理系统进行充分整合应用的体现，构建基于"互联网＋中医药"背景下的智慧中药房管理模式，能通过线下、线上两个模块，服务不同类型的患者，在提升医生诊病效率的同时提高药房效率。患者可通过微信公众号或App，将各项诊疗申请、中药代煎、药品配送等服务在线上完成，缩短取药、等药的时间。同时可以以线上的方式提醒患者汤剂服用方法、用药时间、饮食禁忌、贮藏方法等，保证用药安全。智慧中药房是个可追溯系统，药材和药品的来源、储存地、经手人、配送人等均可追溯，可真正做到用药透明。

有研究表明，实行智慧中药房管理后，药品调剂、处方审核所需平均时间明显缩短，如上海实施中药隔天免费运送服务后，患者候药时间从原来的平均2小时缩短到45分钟，说明智慧中药房的构建，有助于提升药品调剂和处方审核效率，为药师参与更多临床药学服务提供了条件。此外，智慧中药房拥有的处方审核系统、药品管理系统在实际应用中，使处方审核差错率、中药煎煮差错率和药品调剂差错率均低于传统中药房，说明智慧中药房的应用有效减少了人为因素导致的调剂或审核差错，减少了药师的重复工作量，提高了工作质量[1]。

---

[1] 郭兆娟等：《大数据背景下中药智慧药房服务模式初探》，《第四届中国中医药信息大会论文集》，北京，2017。

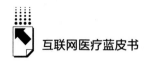

（七）智慧中药房节省人力资源

智慧中药房可以大幅减少对人力资源的依赖，主要体现在以下几个方面：（1）智慧中药房通过自动化、信息化等方式，减少人为参与的中药饮片产业环节，减少从事流转、衔接等过程的人力资源；（2）智慧中药房可以实现一对多的映射服务方式，即一个智慧中药房可以服务多家医疗机构，实现智慧中药房的规模效益，提升劳动力使用效率，避免重复配置工人和药师；（3）智慧中药房引入第三方物流系统，利用社会化、高效率、专业化的药品配送体系，减少患者在医院等待抓药、煎药的时间，提高社会人力资源的利用效率。

（八）智慧中药房有助于提升中药饮片竞争力

中医药的优势之一是个性化治疗和辨证论治，这是中药疗效的基本保障。在新中国成立以后，我国中药产业发展经历了从传统小手工作坊向现代化大生产转变的过程，标准化大规模生产虽然削弱了部分治疗的精准性，但实现了中药产品的人人可及。随着信息化时代的来临，中药饮片又产生了新的应用场景，尤其是制药机械的小型化和自动化，医生、患者、药房之间信息传输实现了无缝对接，工业化难以完成的小规模"一人一方"进步为"一人一方一剂"。这种改变除了便民惠民之外，更重要的是恢复了中药治疗的精准性，同时避免了配方颗粒缺乏共煎违背传统中药工艺的困境。智慧中药房的推广一方面可减少医院中药饮片的储存量保证药材质量，另一方面有助于中药饮片重拾中药市场份额，提升中药产业的整体竞争力。

（九）智慧中药房有助于改变以药养医现状

在现代医疗支付体系中，道德问题时有发生，其中最为典型的是以药养医问题。中药传统是医药不分家，医药圆融也是中医药与西医药的重大差异之一，但中医和中药逐步在学科体系上实现了分离。在国家医疗体制改革过程中，中成药、化学药等陆续实现了零加成，中药饮片领域始终没有推行零加成，这里既有国家对中医药发展的支持因素，也存在中药饮片调剂的复杂程度高于中成药和化学药的考虑。

智慧中药房的推进为医药产业连接带来新模式，通过将医院中药房信息化和数字化，已经实际上打破了对传统中药房的物理空间限制。由于所有信息都是联通的，药房是否必须设在医院物理空间内部已经不再重要，这样为中药房与医院的剥离提供了可能性。随着医院中药房与医院物理空间的剥离，各个不同所在地的中药房原则上可以实现分拆和合并，以区域为单元的中药房可以实现规模效应和分工效应。因此，智慧中药房为区域性药房联合体和分工合作提供了基础。

B.14

附录

互联网医疗产业地图

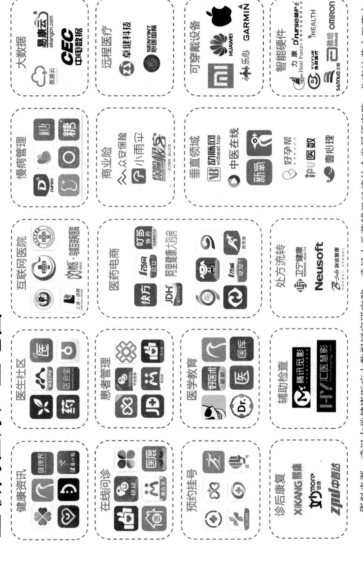

资料来源：武汉大学健康医疗大数据国家研究院、武汉大学董辅礽经济社会发展研究院、北京岐黄中医药文化发展基金会整理。

Abstract

In 2020, Internet medicine industry responded rapidly during coronavirus outbreak, and played an important role in reducing social contact, reducing the pressure of outpatient departments, solving chronic disease management on line, and providing psychological counseling. Affected by epidemic situation in recent years, the general public have been educated by internet medical industry, the majority of users begin to accept and adapt to online healthcare services, and the user habits are gradually forming. The number of living users has gradually increased, and online medical service has become an important form of medical service.

The whole industry has ushered in a period of strategic opportunities for rapid development. The state has issued a number of policies to encourage the development of Internet medicine, and it involves medical insurance settlement for followup subsequent consultation, prescription circulation and other sensitive areas. Internet medicine is ushering in new development opportunities. In the second half of the year, the epidemic situation in China was getting under control. Internet medicine is favored by the capital market, and the financing scale has reached a record high. In one year, there were five financing cases exceeding 2 billion yuan, which was the first time in history. As a whole, the head enterprises begin to open up the "medical, medicine, insurance" ecological closed-loop development in the business model, and the companies in the vertical segmentation field also begin to expand to the omnipotent direction. The business of the head enterprises gradually expands from a single ecological node or segmentation field to more chains, so there is a natural demand for merger and integration. Technologies based on big data and artificial intelligence began to assist in the supervision, and were applied in the pilot projects of medical insurance cost control, hierarchical diagnosis and treatment, and telemedicine. Internet hospital welcomed its time to boom, and began to become the digital infrastructure of the healthcare industry.

Impacted by pandemic situation , general public's needs and expectations for healthcare have gradually changed. Users have higher requirements and standards for curative effect and experience, and the quality of medical services, which puts forward higher requirements for internet medical services. The progress and application of technology will continue to promote the supply side reform of the medical and health industry, the incentive policy for Internet diagnosis and treatment will be further deepened, and the strict cost control of medical insurance will accelerate the development of health insurance and health prevention management market.

"Internet + " has demonstrated its ability to effectively alleviate the pressure of medical resources supply and meet the new demands of medical services in the new scenario. In the context of the contradiction between supply and demand of medical resources, the traditional medical service supply system and the demand for medical services, we believe that Internet plus empowerment is the most important way to improve the quality of medical resources. The medical system and the "Internet + " industry will emerge as the times require to solve the pain points in the value chain and improve the overall efficiency of the industry.

Keywords: Internet Medicine; Medical Insurance; Supply-side Reform; Big Data

Contents

I General Report

Abstract: Novel coronavirus pneumonia was rapidly developed in the 2020. The policy went online and made breakthroughs in medical insurance settlement, and the capital market was active. All the subdivision areas began to integrate and develop in the all-round direction. In the post epidemic era, the change of demand and higher requirements for internet medical services will continue to promote the supply side reform of medical and health industry. Strict control of medical insurance costs will accelerate the development of health insurance and health prevention management market.

Keywords: Internet Medicine; Big Data; Supply-side Reform

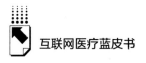
II　Policy & Market Reports

B.2　Study on the Investment Mode of Government and Society in
National Health Informatization Construction

Huang Mian, Wang Jian, Guo Min and Yang Ji / 027

Abstract: At present, China has made remarkable achievements in national health informatization construction. However, problems including insufficient capital investment and a lack of informatization professionals still remain. This report summarizes the development process of health informatization in China and several typical countries, and the representative experience of regional health informatization construction in China. Clarifying the roles and functions of the government and society in health informatization construction, this report sets out the existing problems of the investment mode and presents the priority fields to be invested, including health information infrastructure, information technologies, health information system, information service mode innovation, and national health informatization business systems. Besides, by measuring the investment scale and constructing the performance evaluation system of the investment in health informatization, this report explores the investment mode taking the government as the leading role and combining financial input with social capital. Policy suggestions were put forward to make the investment in health informatization normalized and scientific, promoting the development of national health informatization in China.

Keywords: National Health; Health Informatization; Medical Refrom

Contents

B.3 Analysis of Investment and Financing in Internet Medicine

Industry in 2019 −2020 *Yan Peng* / 066

Abstract: This report provides a comparative analysis of the number of cases, investment amount, financing stage, corporate location and subdivision in the Internet medicine investment and financing market in 2019 and 2020. On the one hand, the annual financing amount of the leading companies in this industry was rising higher than that of previous years. More importantly, JingDong Health, Weiyi Group and Jingtai Technology announced separately more than 2 billion yuan financing in 2020, pushing the whole market financing amount to a record high in that year. On the other hand, with the continuous growth of technology in artificial intelligence, big data and other fields, more and more AI auxiliary diagnostic companies were favored by capital. Auxiliary diagnostic gradually became the most popular direction in the Internet medicine industry of investment and financing, replacing online inquiry, health management and other directions in previous years.

Keywords: Investment and Financing; Expansion Period; Auxiliary Diagnosis; Drag E-commerce Platform

B.4 Big Data Promotes Medical Research and Health Industry

Xue Fuzhong / 085

Abstract: This report introduces the National Institute of Health Data Science of China, a health big data co-construction and sharing platform systematically. It systematically introduces the management mechanism and operation mode of the health big data co-construction and sharing platform from three aspects: medical data science new interdisciplinary construction,

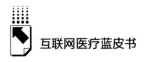
healthcare big data ecosystem engineering construction, and health big data full-stack engineering intelligent technology support platform construction. Finally, it elaborated on the five-in-one industry incubation platform and collaborative innovation model of "benefit government, benefit medicine, benefit research, benefit enterprise, and benefit people" built on the joint construction and sharing platform. It aims to enabling innovation and provide management and decision-making paradigms for health big data.

Keywords: Health Big Data; Ecosystem Engineering; A Co-construction and Sharing Platform

B.5　Construction of Credit Management System in
　　　Internet Medicine

Su Weizhong, Kong Shaonan / 095

Abstract: Market economy is credit economy. With the development of China's socialist market economy, the construction of social credit system will be more and more important. With the introduction of relevant policies of the central and local governments, the spring of Internet medicine has come, the business of Internet medicine has been booming, and various institutions have joined in it. It is gradually forming a market pattern with physical hospitals as the main body of diagnosis and treatment services, supplemented by all kinds of pre-hospital and post hospital medical and healthcare services, and medical insurance and commercial insurance as the financing methods. Internet medicine is facing many challenges, such as information security, information exchange, medical insurance payment and balanced competition. For a long time in the future, the Internet medicine industry will continue to develop at a high speed, various new business forms will appear one after another, and the market players will be more complicated. In this case, it is urgent to establish a comprehensive credit management system and comprehensive supervision system for all parties, to promote the healthy operation of Internet medicine.

Keywords: Internet Medicine; Credit Management; Supervision System

Ⅲ Internet Medicine and Epidemic Prevention and Control

B.6 Application of Hubei Health Novel Coronavirus Pneumonia in the Prevention and Control of New Crown Pneumonia

Abstract: With the help of digitalized governing, the outcome of prevention is outstanding, among which Health Code as a new approach has played a non-negligible role. This report has focused on the background, design and implementation of Health Code, with special respect to the formation of Health Code system in Hubei. This report has also covered the creativeness lies within this approach, along with the effectiveness it has achieved, and the uncovered tension beneath the surface.

Keywords: Health Code; Epidemic Prevention and Control; Political Innovation

Ⅳ Industry Application Reports

B.7 The Strategy and Practice of Constructing the Business Model of "Internet Insurance + Healthcare Services"

Abstract: The digital age combined with the age of longevity exerts a

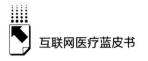

互联网医疗蓝皮书

profound impact on the future of China. The combination of "insurance payment" and "healthcare services" is the trend of commercial health insurance in the future, and it is also one of the keys to the transformation and upgrading of the insurance industry. This report based on the analysis of the Internet to promote the commercial health insurance innovation and development, cuts into the industry status, business characteristics and development trend of Internet healthcare services from the insurance payment end, and studies how to better promote the business model of "Internet insurance + healthcare services" in combination with the strategic planning and business development of Tk. cn Insurance Co. , Ltd. and propose that under the background of "double age", a new ecology presents a theory that insurance develops with the health industry, and provides customers with one-stop, all-round and full-cycle healthcare services. This provides some strategic thinking and practical experience for the high-quality development of the insurance industry.

Keywords: Internet Insurance; Healthcare Services; Business Model

B. 8　A Health Management System of Chronic Disease Based
　　on Internet Medicine　　　　　　　　　　*Wan Jun* / 129

Abstract: Internet medicine have achieved leapfrog development on the improvement of medical services and resource allocation, applying the hierarchical diagnosis and treatment, and promoting the health of thewhole people through the application of a series of smart applications including the cloud computing, Internet of things, big data. In the face of increasingly severe situation of prevention and treatment about chronic disease in our country, it is necessary to make full use of new forms of Internet medicine, explore new models of health manage menton chronic disease, and liberate the core value of Internet medicine. Using rich scenes and features, Internet hospital from Renmin Hospital of Wuhan University has innovated to establish a comprehensive and convenient medical service platform and a multidisciplinary chronic disease management team, as well as a regional health management and service system of chronic disease with an initiative 120 model. It was the first time to carry out the demonstration application of chronic disease management on the basis of "integration of medical and health" in Hubei province. Furthermore, this report analyzed problems existing in the construction from three aspects, including the technology absence in Internet of Things and informatization development, the management absence of top-level design and insufficient understanding, and the absence development of the training system on medical and engineering cross-talent and boundary of artificial intelligence. In order to effectively promote the health management services of chronic disease, which is based on Internet medicine, to benefit the people, this report provided countermeasures and suggestions from four aspects: government, audience, medical institutions and artificial intelligence governance.

Keywords: Internet Medicine; Chronic Disease Management; Internet Hospital; Integration of Medical and Health; Artificial Intelligence

B.9 Smart Medical and Nursing Care Leading the New Paradigm of Community Health

Mao Xuqian, Zhang Zhonghui, Chen Yang and Chen Liqi / 142

Abstract: The two trends of aging and digitization will drive the disruptive changes in the field of medical andnursing care in China. As a

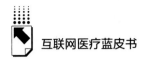

community based level smart healthcare service facility and platform, smart medical and nursing care complex uses digital technology to provide community residents with customized medical and nursing care service solutions based on medical care and characterized by rehabilitation management and elderly care through online and offline service model, so as to create the closed loop of the hierarchical medical treatment and the closed loop of the connection of in-home, in-community, and in-facility nursing care for elderly people, build an ecological smart medical and nursing care service system, and reshape the connotation of community health services. In addition, the smart medical and nursing complex also relies on offline facilities to create wonderful and happy life experience and comfortable atmosphere for community residents from the perspective of people's social entertainment, daily life and spiritual and cultural needs, thereby enhancing residents' sense of identity, belonging and responsibility to the community, and promoting community self-organization development and long-term governance.

Keywords: Smart Medical and Nursing Care; Community Health; Combination of Medical and Nursing Care; Hierarchical Medical Treatment

B.10 The Study on New Model of Intelligent Medical with Community Neighborhood Assistance

Zhang Zhonghui, Mao Xuqian, Chen Yang and Chen Liqi / 155

Abstract: The Health Strategic Studies Institute of PEKING University Resources (Holdings) Company first proposed new solution of "intelligent medical with community neighborhood assistance" on the problems that occurred during the prevention and control of novel coronavirus pneumonia prevention in community medical field, such as shortage of medical service resources, low level of intelligence and lack of community autonomy. The solution takes the improvement of doctor-patient trust as the breakthrough point, takes the improvement of intelligence service, precision service and IoT (Internet of Things) service in community medical field as the starting point. Focus on the recruitment of community neighborhood Medical staff, the activity organization of health community and the providing of warm medical environment, it constructs a long-term community medical & health autonomy system. It leads the new healthy lifestyle, provides active health services and provides warm experience of mutual medical with intelligent methods for community residents, based on cloud platform with community health service.

Keywords: Intelligent Medical with Community Neighborhood Assistance; Intelligent Medical; Health Community; Health Autonomy Community

B. 11　The Value of Healthcare Big Data in Real World

　　　　　Research　　　　　　　　　　　　　*Hao Han* / 166

Abstract: This report discusses the development status of the real world research industry in China and the key points worthy of attention in the future development. It focuses on the core application scenarios of real world data in healthcare big data, and analyzes the constraints of the current real world data application. According to the analysis of the report, in addition to the relevant scenarios of drug review and approval, the real world data is also one of the important application scenarios at this stage. In addition, data islands, research deterioration and policy absence in some

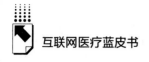

scenarios may restrict the further development of the industry in the future.

Keywords: Healthcare; Real World; Big Data

B. 12　Internet and New Changes in the Inheritance and

Development of Traditional Chinese Medicine

Wang Shuai, Chen Yuehang and Wang Qing ∕ 175

Abstract: Under the trend of the development of "Internet +", the new age of data andtraditional Chinese medicine (TCM) culture gradually blend together, new modes and new changes emerge on the basis of tradition. Based on the core values of traditional Chinese medicine (TCM), this report reviews the role and influence of TCM in the COVID – 19 epidemic, and explores the various inheritance and development methods of TCM culture in modern times with the support of internet technology, in order to provides a reliable development method of TCM cultural inheritance that comes from practice.

Keywords: "Internet +"; Inheritance of Traditional Chinese Medicine; Digital Therapy of Traditional Chinese Medicine; Online Courses

B. 13　Development Actuality and Trends of Smart TCM

Pharmacy Under the Background of "Internet +"

Cheng Meng, Yang Guang, Du Maobo and Huang Luqi ∕ 185

Abstract: With the development of modern communications technology, Internet of Things technology, database technology, automatic control technology, etc. , the internet has penetrated into allenvironments of the traditional Chinese medicine (TCM) industry chain. National Health Commission, State Administration of Traditional Chinese Medicine and other departments successive outgoing messages supporting the development of "internet + TCM pharmacy". Smart TCM pharmacy uses modern information technology and automatic control technology to integrate online and offline resources, changing the traditional way of picking up TCM, and realize one-stop services such as payment, adjusting prescription, decoction TCM, and distribution. The core is medicine automated deployment and full-process information management. It will reform the application scenes of TCM decoction pieces. And will become an important way to solve the problems of "difficulty in picking up medicine and difficult in decoction" in hospitals. The development of smart TCM pharmacies will promote the adjustment of the pharmaceutical economy, improve the quality of pharmaceutical services, save manpower, and enhance the competitiveness of TCM decoction pieces.

Keywords: "Internet +"; Smart TCM Pharmacy; Pharmaceutical Services

权威报告·一手数据·特色资源

皮书数据库
ANNUAL REPORT(YEARBOOK)
DATABASE

分析解读当下中国发展变迁的高端智库平台

所获荣誉

● 2019年，入围国家新闻出版署数字出版精品遴选推荐计划项目

● 2016年，入选"'十三五'国家重点电子出版物出版规划骨干工程"

● 2015年，荣获"搜索中国正能量 点赞2015""创新中国科技创新奖"

● 2013年，荣获"中国出版政府奖·网络出版物奖"提名奖

● 连续多年荣获中国数字出版博览会"数字出版·优秀品牌"奖

成为会员

通过网址www.pishu.com.cn访问皮书数据库网站或下载皮书数据库APP，进行手机号码验证或邮箱验证即可成为皮书数据库会员。

会员福利

● 已注册用户购书后可免费获赠100元皮书数据库充值卡。刮开充值卡涂层获取充值密码，登录并进入"会员中心"—"在线充值"—"充值卡充值"，充值成功即可购买和查看数据库内容。

● 会员福利最终解释权归社会科学文献出版社所有。

社会科学文献出版社 皮书系列
SOCIAL SCIENCES ACADEMIC PRESS (CHINA)

卡号：162836798768
密码：

数据库服务热线：400-008-6695
数据库服务QQ：2475522410
数据库服务邮箱：database@ssap.cn
图书销售热线：010-59367070/7028
图书服务QQ：1265056568
图书服务邮箱：duzhe@ssap.cn

基本子库 SUB DATABASE

中国社会发展数据库（下设 12 个子库）

整合国内外中国社会发展研究成果，汇聚独家统计数据、深度分析报告，涉及社会、人口、政治、教育、法律等 12 个领域，为了解中国社会发展动态、跟踪社会核心热点、分析社会发展趋势提供一站式资源搜索和数据服务。

中国经济发展数据库（下设 12 个子库）

围绕国内外中国经济发展主题研究报告、学术资讯、基础数据等资料构建，内容涵盖宏观经济、农业经济、工业经济、产业经济等 12 个重点经济领域，为实时掌控经济运行态势、把握经济发展规律、洞察经济形势、进行经济决策提供参考和依据。

中国行业发展数据库（下设 17 个子库）

以中国国民经济行业分类为依据，覆盖金融业、旅游、医疗卫生、交通运输、能源矿产等 100 多个行业，跟踪分析国民经济相关行业市场运行状况和政策导向，汇集行业发展前沿资讯，为投资、从业及各种经济决策提供理论基础和实践指导。

中国区域发展数据库（下设 6 个子库）

对中国特定区域内的经济、社会、文化等领域现状与发展情况进行深度分析和预测，研究层级至县及县以下行政区，涉及省份、区域经济体、城市、农村等不同维度，为地方经济社会宏观态势研究、发展经验研究、案例分析提供数据服务。

中国文化传媒数据库（下设 18 个子库）

汇聚文化传媒领域专家观点、热点资讯，梳理国内外中国文化发展相关学术研究成果、一手统计数据，涵盖文化产业、新闻传播、电影娱乐、文学艺术、群众文化等 18 个重点研究领域。为文化传媒研究提供相关数据、研究报告和综合分析服务。

世界经济与国际关系数据库（下设 6 个子库）

立足"皮书系列"世界经济、国际关系相关学术资源，整合世界经济、国际政治、世界文化与科技、全球性问题、国际组织与国际法、区域研究 6 大领域研究成果，为世界经济与国际关系研究提供全方位数据分析，为决策和形势研判提供参考。

法律声明

　　"皮书系列"（含蓝皮书、绿皮书、黄皮书）之品牌由社会科学文献出版社最早使用并持续至今，现已被中国图书市场所熟知。"皮书系列"的相关商标已在中华人民共和国国家工商行政管理总局商标局注册，如LOGO（▓）、皮书、Pishu、经济蓝皮书、社会蓝皮书等。"皮书系列"图书的注册商标专用权及封面设计、版式设计的著作权均为社会科学文献出版社所有。未经社会科学文献出版社书面授权许可，任何使用与"皮书系列"图书注册商标、封面设计、版式设计相同或者近似的文字、图形或其组合的行为均系侵权行为。

　　经作者授权，本书的专有出版权及信息网络传播权等为社会科学文献出版社享有。未经社会科学文献出版社书面授权许可，任何就本书内容的复制、发行或以数字形式进行网络传播的行为均系侵权行为。

　　社会科学文献出版社将通过法律途径追究上述侵权行为的法律责任，维护自身合法权益。

　　欢迎社会各界人士对侵犯社会科学文献出版社上述权利的侵权行为进行举报。电话：010-59367121，电子邮箱：fawubu@ssap.cn。

社会科学文献出版社